L'OPERATORE SOCIO-SANITARIO
I test per il concorso

NOTA

Gli autori, i curatori, l'editore e tutti coloro in qualche modo coinvolti nella preparazione o pubblicazione di quest'opera hanno posto ogni attenzione per garantire che le informazioni ivi contenute siano accurate e complete in ogni loro parte, compatibilmente con le conoscenze disponibili al momento della stampa; essi, tuttavia, non possono essere ritenuti responsabili dei risultati ottenuti dall'utilizzo di tali informazioni.

L'OPERATORE SOCIO-SANITARIO
I test per il concorso

Seconda edizione

Marina Vanzetta

McGraw-Hill

Milano • New York • Chicago • San Francisco • Lisbon • London • Madrid • Mexico City • New Delhi • San Juan • Seoul • Singapore • Sydney • Toronto

Publishing Group Italia
via Ripamonti, 89 - 20139 Milano
Tel. 02 535718.1 - Fax 02 5397527

McGraw-Hill
*A Division of The **McGraw-Hill** Companies*

Editor: Teresa Massara
Produzione: Donatella Giuliani
Redazione e composizione: Studio Parole, Milano
Stampa: Arti Grafiche Murelli, Fizzonasco di Pieve Emanuele (MI)

ISBN 978 88 386 3659-2
56789AGMLII

2ª Edizione: Giugno 2008

Indice

Autori

Marina Vanzetta – Infermiera dal 1984, a partire dal 1990 è stata capo sala di Unità operative di Neurologia e di Cardio-Pneumologia. Ha ricoperto l'incarico di Responsabile dell'area della ricerca applicata, della verifica e della revisione della qualità (VRQ) e dello sviluppo dell'assistenza infermieristica presso il Servizio Infermieristico della ULSS 22 di Bussolengo (VR) e di capo sala dell'Unità Operativa di Neurologia dell'Ospedale S. Cuore di Negrar (VR). Attualmente si occupa di Formazione presso il Servizio Infermieristico del medesimo ospedale.

Da anni svolge attività di docenza presso l'Università degli Studi di Verona nel corso per il conseguimento della laurea in infermieristica e nei corsi integrati per OSS; svolge inoltre incarico di docenza al master in coordinamento presso l'Università Cattolica del S. Cuore, sede Poliambulanza di Brescia.

Ricopre da cinque mandati l'incarico di Vicepresidente del Collegio IPASVI di Verona ed è responsabile, all'interno del medesimo, delle attività di formazione e aggiornamento.

È autrice, per questa Casa Editrice, di numerosi volumi, tra i quali ricordiamo la fortunata serie dedicata a *L'operatore socio-sanitario*, di cui questo volume fa parte, testi sulla qualità, la misurazione della performance infermieristica e la gestione delle risorse umane e *Farmaci e Infermiere, un prontuario per la somministrazione*, giunto ormai alla sua terza edizione. Collabora inoltre alle principali riviste di interesse infermieristico.

Presentazione alla I edizione

Perché un libro interamente costituito da test? Perché quest'opera si propone come ideale conclusione del percorso iniziato con i precedenti due testi sulla formazione di base e sulla formazione complementare dell'operatore socio-sanitario. Con essa si intende dunque mettergli a disposizione uno strumento ulteriore, funzionale e di facile utilizzo, che lo aiuti a "recuperare" e, per certi aspetti, approfondire le conoscenze acquisite appunto durante il proprio percorso formativo di base e l'eventuale percorso complementare in assistenza sanitaria.

Tale strumento è in primo luogo stato progettato per facilitare l'accesso alle eventuali prove di concorso ma, non meno importante, vuole essere anche un mezzo per stimolare l'operatore – attraverso una continua autovalutazione – a una "manutenzione" delle proprie conoscenze nell'ottica, sempre più necessaria e richiesta dalle strutture sanitarie pubbliche e private in cui lavoriamo, di assicurare un livello di collaborazione adeguato e continuo con tutti gli altri operatori sanitari - e non solo – ai fini di fornire – globalmente - la corretta risposta ai bisogni assistenziali delle persone che a tali strutture si rivolgono.

Il testo è strutturato in quattro parti che riflettono l'iter formativo dall'operatore socio-sanitario:

- parte prima: area legislativo-istituzionale;
- parte seconda: area psico-sociale;
- parte terza: area igienico-sanitaria e tecnico-operativa;
- parte quarta: l'operatore socio-sanitario con formazione complementare in assistenza sanitaria.

Le domande contenute – 656 – sono costruite secondo diverse tipologie, presentano vari livelli di difficoltà e riguardano tutte le discipline affrontate nell'arco dell'intero percorso formativo. Inoltre, alla fine di ogni sezione vengono presentate le soluzioni che, in molti casi, non si limitano alla semplice "risposta esatta", ma includono una spiegazione più dettagliata dei contenuti che le supportano.

Utilizzando la griglia del questionario, per ogni argomento trattato, l'operatore socio-sanitario potrà essere in grado di:

- estrapolare i concetti essenziali, in modo da poterne agevolmente attuare – se necessario – anche una sintesi;
- autovalutare il bagaglio delle proprie conoscenze e rilevare, di conseguenza, le proprie carenze conoscitive in modo da colmare eventuali bisogni formativi;
- verificare, contestualmente alla prova, la correttezza delle risposte e, per molti test, i contenuti che ne sono alla base;
- "misurarsi" con le prove a test, per prendere confidenza con questa modalità di valutazione, in modo da poterne sfruttare al massimo le potenzialità in sede di concorso.

Un'ultima notazione deve essere fatta in merito alla bibliografia di riferimento. Con essa non si pretende di fornire al lettore un panorama completo delle pubblicazioni esistenti. Tuttavia si intende fornirgli indicazioni utili all'approfondimento di tutti gli argomenti trattati nel testo nonché la possibilità di ampliare ulteriormente, secondo i propri interessi e le proprie necessità lavorative, attraverso la modalità dell'autoapprendimento, le proprie conoscenze e così colmare i bisogni formativi che dovessero evidenziarsi.

L'Autrice

Presentazione alla II edizione

Il grande successo ottenuto, oltre che da *L'operatore socio-sanitario. Manuale per la formazione*, anche da questo volume sui test per il concorso ci ha suggerito di pensare a una nuova edizione.

Restano valide le motivazioni e gli intenti già descritti nella presentazione alla I edizione, ossia la volontà di completare l'offerta per l'operatore socio-sanitario con uno strumento che aiuti a recuperare e approfondire le proprie conoscenze, che serva di preparazione a eventuali prove di concorso ma, nel contempo, sia un mezzo per stimolare l'operatore – attraverso una continua autovalutazione – alla "manutenzione" delle proprie conoscenze.

Ciò che cambia profondamente è la struttura del libro. Così come, nel corso degli anni, i contenuti del *Manuale per la formazione* sono stati integrati, o ridotti, a seconda delle mutate esigenze dei lettori, allo stesso modo i test sono stati completamente scritti e ristrutturati per seguire la struttura del testo maior. Resta la ripartizione fondamentale in:

- area legislativo-istituzionale;
- area psico-sociale;
- area igienico-sanitaria e tecnico-operativa;
- l'operatore socio-sanitario con formazione complementare in assistenza sanitaria.

Per le prime tre aree, tuttavia, le domande sono state interamente riscritte e cambiate e, come già detto, riflettono l'indice dei contenuti del *Manuale per la formazione*. L'ultima sezione invece è stata riveduta e aggiornata, in attesa di una ridefinizione normativa più adeguata, che consenta alla figura dell'OSS specializzato di svilupparsi appieno in ogni area del territorio nazionale, così come auspicato a diversi livelli.

Auguriamo a tutti i lettori di utilizzare al meglio i contenuti del libro per "ripassare" le conoscenze già acquisite ma anche di farne un'occasione per ampliare ulteriormente, secondo i propri interessi e le proprie necessità lavorative, le proprie conoscenze.

L'Autrice

Conoscere i propri limiti significa averli già un po' superati

Anonimo (V secolo d.C.)

IL CONCORSO

L'INGRESSO NELLE STRUTTURE DEL SERVIZIO SANITARIO NAZIONALE

L'acquisizione delle risorse umane nelle strutture del Servizio Sanitario Nazionale (SSN) avviene attraverso l'espletamento di alcuni passaggi tra loro sequenziali rappresentati da *reclutamento*, *selezione*, *accoglimento* e *inserimento*.

Con il **reclutamento** si realizza la ricerca delle persone che, secondo quanto pianificato dai livelli di direzione della struttura considerata, sono necessarie al raggiungimento degli obiettivi definiti. Con la **selezione**, invece, si compie la scelta delle persone ritenute più idonee tra tutte quelle reclutate nel rispetto di criteri che assicurino a tutte le persone interessate una valutazione quanto più possibile obiettiva.

Infine, con l'**accoglimento** e l'**inserimento** si concretizzano rispettivamente la "conoscenza" tra la persona e l'azienda e l'ingresso della persona neoassunta presso il servizio/unità operativa di assegnazione.

La selezione per l'ingresso nelle strutture pubbliche del SSN

La selezione per la scelta delle persone "più idonee" tra tutte quelle reclutate può effettuarsi secondo diverse modalità che comprendono la *selezione individuale, di gruppo* o *di comitato* e il *concorso*.

La **selezione individuale** si realizza in genere attraverso colloqui i cui contenuti sono sia di carattere generale che specifico e la cui finalità è quella di individuare la persona più idonea per una specifica posizione.

La **selezione di gruppo** prevede la valutazione delle persone (in genere gruppi di almeno sei componenti) candidate a occupare una posizione attraverso l'osservazione dei comportamenti agiti in situazioni che simulano condizioni (problemi, attività ecc.) proprie della posizione considerata. Le persone che effettuano l'osservazione sono solitamente tre o quattro.

Con la **selezione di comitato**, invece, la persona viene valutata prima su aree specifiche caratteristiche della posizione da occupare e successivamente in modo globale. Coloro che conducono tale valutazione sono persone che afferiscono a funzioni diverse.

Il **concorso** consente di selezionare numeri elevati di persone che vengono reclutate attraverso bando – interno o esterno – nel quale sono espressi i requisiti necessari alla partecipazione.[1]

Ognuna delle modalità di selezione brevemente descritte presenta vantaggi e svantaggi e la scelta dell'una o dell'altra o l'integrazione tra le differenti modalità dipendono dagli obiettivi che con la selezione si vogliono raggiungere.

Nelle strutture pubbliche del SSN la modalità di selezione più spesso utilizzata è quella del concorso. Nello specifico, le procedure di espletamento del concorso del personale non dirigenziale del SSN sono regolamentate dal D.P.R. 27 marzo 2001, n. 220 "*Regolamento recante disciplina concorsuale del personale non dirigenziale del Servizio sanitario nazionale*".[2]

IL CONCORSO

Le procedure concorsuali previste dal regolamento citato riguardano una percentuale non inferiore al 70% dei posti disponibili per ciascuna categoria nel suo complesso, al fine di garantire quanto disposto dall'art. 36, comma 1, lettera a), del D.Lgs. 3 febbraio 1993, n. 29[3] e successive modificazioni e integrazioni (Art. 1 – *Accesso dall'esterno*, comma 1). La copertura della restante percentuale non superiore, comunque, al 30% dei posti disponibili sarà effettuata mediante le selezioni interne previste dal contratto collettivo nazionale di lavoro ... *omissis*... (comma 2).

---

[1] Auteri E., *Management delle risorse umane, Fondamenti professionali*, 4/e, Edizioni Angelo Guerini e Associati, Milano, 2004, pagg. 143-147.

[2] Il Decreto citato è stato pubblicato nel supplemento ordinario alla Gazzetta Ufficiale del 12 giugno, n. 134.

[3] D.Lgs. 3 febbraio 1993, n. 29, "*Razionalizzazione dell'organizzazione delle amministrazioni pubbliche e revisione della disciplina in materia di pubblico impiego, a norma dell'articolo 2 della legge 23 ottobre 1992, n. 421*", art. 36 – *Assunzioni, comma 1*: L'assunzione nelle amministrazioni pubbliche avviene con contratto individuale di lavoro, *lettera a)*: tramite procedure selettive, conformi ai principi del comma 3, volte all'accertamento della professionalità richiesta, che garantiscano in misura adeguata l'accesso dall'esterno; *comma 3*: Le procedure di reclutamento nelle pubbliche amministrazioni si conformano ai seguenti princìpi:

a) adeguata pubblicità della selezione e modalità di svolgimento che garantiscano l'imparzialità e assicurino economicità e celerità di esple- ►

I requisiti generali di ammissione

Ai concorsi possono partecipare coloro che possiedono i requisiti generali di seguito riportati:

a) cittadinanza italiana, salve le equiparazioni stabilite dalle leggi vigenti, o cittadinanza di uno dei Paesi dell'Unione europea;
b) idoneità fisica all'impiego:
  1. l'accertamento dell'idoneità fisica all'impiego, con l'osservanza delle norme in tema di categorie protette, è effettuato da una struttura pubblica del SSN, prima dell'immissione in servizio;
  2. il personale dipendente dalle amministrazioni ed enti di cui al n. 1 della presente lettera è dispensato dalla visita medica;
c) titolo di studio previsto per l'accesso alle rispettive carriere;
d) *...omissis...*(Art. 2 – *Requisiti generali di ammissione*, comma 1).

Non possono accedere agli impieghi coloro che siano esclusi dall'elettorato attivo e coloro che siano stati destituiti o dispensati dall'impiego presso pubbliche amministrazioni ovvero licenziati a decorrere dalla data di entrata in vigore del primo contratto collettivo (comma 2).

I requisiti di cui al presente articolo devono essere posseduti alla data di scadenza del termine stabilito nel bando di concorso per la presentazione delle domande di ammissione (comma 3).

Il bando di concorso

I bandi di concorso vengono emanati secondo le procedure e le modalità definite dalla norma vigente ... *omissis...* (Art. 3 – *Bando di concorso*, comma 2).

I bandi devono indicare il numero dei posti riservati previsti da leggi speciali in favore di particolari categorie di cittadini, numero che

---

► tamento, ricorrendo, ove è opportuno, all'ausilio di sistemi automatizzati, diretti anche a realizzare forme di preselezione;
b) adozione di meccanismi oggettivi e trasparenti, idonei a verificare il possesso dei requisiti attitudinali e professionali richiesti in relazione alla posizione da ricoprire;
c) rispetto delle pari opportunità tra lavoratrici e lavoratori;
d) decentramento delle procedure di reclutamento;
e) composizione delle commissioni esclusivamente con esperti di provata competenza nelle materie di concorso, scelti tra funzionari delle amministrazioni, docenti ed estranei alle medesime, che non siano componenti dell'organo di direzione politica dell'amministrazione, che non ricoprano cariche politiche e che non siano rappresentanti sindacali o designati dalle confederazioni e organizzazioni sindacali o dalle associazioni professionali.

non può complessivamente superare il 30% dei posti messi a concorso e possono stabilire che la prova scritta consista in una serie di quesiti a risposta sintetica. I bandi devono indicare le specifiche materie di esame riferite ai singoli profili (comma 3).

I bandi possono prevedere, con apposita motivazione, che le prove di esame siano precedute da forme di preselezione predisposte anche da aziende specializzate in selezione del personale (comma 4).

Al bando viene allegato uno schema esemplificativo della domanda di ammissione al concorso (comma 6).

Il bando deve essere pubblicato nel Bollettino Ufficiale della regione o della provincia autonoma e, per estratto, nella Gazzetta Ufficiale della Repubblica Italiana. Al bando deve essere data la massima diffusione (comma 7).

Il termine per la presentazione delle domande di partecipazione ai concorsi scade il trentesimo giorno successivo a quello della data di pubblicazione del bando, per estratto, nella Gazzetta Ufficiale (comma 8).

Per le domande inoltrate a mezzo del servizio postale, la data di spedizione è comprovata dal timbro a data dell'ufficio postale accettante (comma 9).

Le domande di ammissione ai concorsi

Per l'ammissione ai concorsi, gli aspiranti devono presentare domanda redatta in carta semplice, nella quale devono indicare:

- la data, il luogo di nascita e la residenza;
- il possesso della cittadinanza italiana o equivalente;
- il comune di iscrizione nelle liste elettorali, ovvero i motivi della loro non iscrizione e della cancellazione dalle liste delle medesime;
- le eventuali condanne penali riportate;
- i titoli di studio posseduti;
- la loro posizione nei riguardi degli obblighi militari;
- i servizi prestati come impiegati presso pubbliche amministrazioni e le eventuali cause di risoluzione di precedenti rapporti di pubblico impiego;
- i titoli che danno diritto a usufruire di riserve, precedenze o preferenze (Art. 4 – *Domande di ammissione ai concorsi*, comma 1).

Alla domanda di partecipazione al concorso i concorrenti devono allegare tutte le certificazioni relative ai titoli che ritengano opportuno presentare agli effetti della valutazione di merito, ivi compreso un curriculum formativo e professionale datato e firmato (comma 2).

I titoli possono essere prodotti in originale o in copia legale o autenticata ai sensi di legge ovvero autocertificati nei casi e nei limiti previsti dalla normativa vigente (comma 3).

Alla domanda deve essere unito, in carta semplice, un elenco dei documenti e dei titoli presentati (comma 6).

Nella domanda di ammissione al concorso l'aspirante deve indicare il domicilio presso il quale deve, a ogni effetto, essergli fatta ogni necessaria comunicazione. In caso di mancata indicazione vale, a ogni effetto, la residenza di cui alla precedente lettera a), del comma 1 (comma 7).

Lo svolgimento delle prove

Il diario della prova scritta deve essere pubblicato nella Gazzetta Ufficiale della Repubblica – 4ª serie speciale "Concorsi ed esami" – non meno di quindici giorni prima dell'inizio delle prove medesime, ovvero, in caso di numero esiguo di candidati, deve essere comunicato agli stessi con raccomandata con avviso di ricevimento (Art. 7 – *Svolgimento delle prove*, comma 1).

Le prove del concorso, sia scritte che pratiche e orali, non possono aver luogo nei giorni festivi né nei giorni di festività religiose ebraiche o valdesi (comma 2).

Ai candidati che conseguono l'ammissione alle prove pratica e orale deve essere data comunicazione con l'indicazione del voto riportato nella prova scritta. L'avviso per la presentazione alla prova pratica e orale deve essere dato ai singoli candidati almeno venti giorni prima di quello in cui essi debbono sostenerla (comma 3).

In relazione al numero dei candidati la commissione può stabilire l'effettuazione della prova orale nello stesso giorno di quello dedicato alla prova pratica. In tal caso la comunicazione dell'avvenuta ammissione alla prova stessa sarà dato al termine dell'effettuazione della prova pratica (comma 4).

La prova orale deve svolgersi in un'aula aperta al pubblico (comma 5).

Al termine di ogni seduta dedicata alla prova orale, la commissione giudicatrice forma l'elenco dei candidati esaminati, con l'indicazione dei voti da ciascuno riportati che sarà affisso nella sede degli esami (comma 6).

Le modalità di espletamento della prova scritta

Il giorno stesso e immediatamente prima della prova scritta, la commissione al completo predispone una terna di temi o di questionari a risposte sintetiche, li registra con numeri progressivi, fissando il tempo a disposizione dei candidati per lo svolgimento della prova. I fogli contenenti i temi e i questionari, firmati dai componenti e dal segretario, sono chiusi in pieghi suggellati e firmati esteriormente sui lembi di chiusura dai componenti della commissione e dal segretario (Art. 12 – *Prova scritta: modalità di espletamento*, comma 1).

Ammessi i candidati nei locali degli esami, il presidente della commissione fa procedere all'appello nominale dei candidati e, previo accertamento della loro identità personale, li fa collocare in modo che non possano comunicare tra loro. Indi, fa constatare l'integrità della chiusura dei pieghi contenenti le tracce dei temi o dei questionari e fa sorteggiare, da uno dei candidati, il tema o il questionario da svolgere (comma 2).

Durante lo svolgimento della prova scritta è vietato ai concorrenti di comunicare tra loro, verbalmente o per iscritto e di mettersi in relazione con gli altri, salvo che con i membri della commissione esaminatrice e del comitato di vigilanza, per motivi attinenti alle modalità di svolgimento del concorso (comma 3).

A tutti i candidati viene fornita carta recante il timbro dell'unità sanitaria locale e dell'azienda ospedaliera e la firma di un membro della commissione esaminatrice. L'uso di carta diversa comporta la nullità della prova (comma 4).

Ai candidati sono consegnate, nel giorno della prova scritta, una busta grande e una piccola dello stesso colore, contenente un cartoncino bianco (comma 5).

Il candidato, dopo aver svolto il tema, o compilato il questionario, senza apporvi sottoscrizione né altro contrassegno, mette il foglio o i fogli nella busta grande. Scrive il proprio nome e cognome, la data e il luogo di nascita nel cartoncino e lo chiude nella busta piccola. Pone, quindi, alla presenza di uno dei componenti della commissione, anche la busta piccola nella grande che richiude e consegna al presidente della commissione o del comitato di vigilanza o a chi ne fa le veci. Il presidente della commissione o del comitato di vigilanza, o chi ne fa le veci, appone trasversalmente sulla busta, in modo che vi resti compreso il lembo della chiusura e la restante parte della busta stessa, la propria firma e l'indicazione della data della consegna (comma 6).

Sono esclusi dal concorso – previa decisione della commissione esaminatrice, e per essa dei componenti presenti alla prova, adottata motivatamente, seduta stante e verbalizzata – i candidati che risultino in possesso di appunti, manoscritti, libri o pubblicazioni di qualunque specie afferenti le materie di esame (comma 8).

Nel caso in cui risulti che uno o più candidati abbiano copiato, in tutto o in parte, l'esclusione è disposta nei confronti del candidato o di tutti i candidati coinvolti (comma 9).

Durante lo svolgimento della prova e fino alla consegna dell'elaborato, il candidato non può uscire dai locali degli esami che devono essere efficacemente vigilati (comma 12).

Le modalità di espletamento della prova pratica

L'ammissione alla prova pratica è subordinata al raggiungimento, nella prova scritta, del punteggio minimo previsto[4] (Art. 15 – *Prova pratica: modalità di svolgimento*, comma 1).

---

[4] Art. 14 – *Valutazione delle prove d'esame* – Il superamento della prova scritta è subordinato al raggiungimento di una valutazione di sufficienza espressa in termini numerici di almeno 21/30 (comma 1). Il superamen- ►

Nei giorni fissati per la prova pratica, e immediatamente prima del suo svolgimento, la commissione ne stabilisce le modalità e i contenuti che devono comportare uguale impegno tecnico per tutti i concorrenti. Nel caso in cui la commissione decida di far effettuare a tutti i candidati la stessa prova, deve proporre tre prove con le medesime modalità previste per la prova scritta per far procedere al sorteggio della prova oggetto di esame (comma 2).

La commissione mette a disposizione dei concorrenti apparecchi e materiali necessari per l'espletamento della prova stessa (comma 3).

La prova pratica si svolge alla presenza dell'intera commissione, previa l'identificazione dei concorrenti (comma 4).

Le modalità di espletamento della prova orale

L'ammissione alla prova orale è subordinata al conseguimento, nella prova pratica del punteggio minimo previsto[5] (Art. 16 – *Prova orale*, comma 1).

L'esame orale si svolge, nel giorno stabilito, alla presenza dell'intera commissione in sala aperta al pubblico (comma 2).

La graduatoria

La commissione, al termine delle prove d'esame, formula la graduatoria di merito dei candidati. È escluso dalla graduatoria il candidato che non abbia conseguito, in ciascuna delle prove d'esame, la prevista valutazione di sufficienza (Art. 17 - *Graduatoria*, comma 1).

---

to della prova pratica e della orale è subordinato al raggiungimento di una valutazione di sufficienza, espressa in termini numerici di almeno 14/20 (comma 2). Il superamento della prova pratica e della prova orale nei concorsi per i quali sono previste solo dette due prove è subordinato al raggiungimento di una valutazione di sufficienza espressa in termini numerici di almeno 21/30 (comma 3).

[5] Vedere nota n. 4.

Parte prima

Area socio-culturale istituzionale e legislativa

L'OPERATORE SOCIO-SANITARIO (OSS): IL RUOLO

Nota. *Salvo diverse indicazioni, la risposta esatta per ciascun item è da considerarsi una sola.*

---

1 **Il provvedimento che individua la figura e il relativo profilo professionale dell'operatore socio-sanitario e definisce l'ordinamento didattico dei corsi di formazione è quello del:**

- ☐ **a** 20 dicembre 2000
- ☐ **b** 31 gennaio 2002
- ☐ **c** 30 novembre 1999
- ☐ **d** 30 settembre 2001
- ☐ **e** 22 febbraio 2001

2 **Sottolineare le parti non corrette contenute nell'enunciato del profilo riportato di seguito.**
L'operatore socio-sanitario è l'operatore che, a seguito dell'attestato di qualifica conseguito al termine di specifica formazione professionale, eroga prestazioni indirizzate a soddisfare i bisogni primari della persona, nell'ambito delle proprie aree di competenza, in un contesto prevalentemente sanitario e a favorire il benessere e l'autonomia dell'utente in un contesto prevalentemente sociale.

3 **L'operatore socio-sanitario svolge la sua attività in servizi di tipo socio-assistenziale e socio-sanitario residenziale o semi-residenziale, in ambiente ospedaliero e a domicilio dell'utente. Nello specifico, alcuni tra gli ambiti del settore sociale in cui l'operatore socio-sanitario svolge le attività previste dal profilo sono le *case protette*, le *comunità alloggio*, le *case famiglia*, i *servizi assistenziali speciali*, i *centri educativi occupazionali diurni*. Ogni ambito esprime peculiarità che sono elencate di seguito. Riportare nello schema l'ambito che corrisponde alla descrizione fornita.**

Descrizione delle peculiarità dell'ambito	Ambito
Strutture residenziali a carattere familiare in cui vengono accolti bambini e adolescenti la cui situazione non permette loro di vivere all'interno del nucleo familiare di origine	
Strutture che rispondono ai bisogni di base delle persone anziane che non sono in grado di provvedervi in modo autonomo o i cui familiari non sono in grado di dare loro un supporto	
Servizi tra le cui finalità vi è per esempio quella di seguire gli alunni con disabilità fisiche, psichiche, relazionali e sensoriali medio-gravi, gravi e gravissime, allo scopo di favorirne l'inserimento e l'integrazione nel contesto scolastico e sociale di appartenenza	
Servizi che trovano collocazione nella rete dei servizi territoriali la cui finalità è quella di accogliere persone con problemi di disabilità medio-grave	
Strutture residenziali che danno ospitalità temporanea o permanente a persone anziane con una scarsa autonomia, ma anche non anziane	

4 **L'acronimo CEOD significa Circolo Educativo Occupazionale Diurno.**

☐ Vero ☐ Falso

5 **L'operatore socio-sanitario esplica il suo mandato attraverso l'attuazione di attività affidate secondo il criterio:**

☐ **a** dell'assunzione diretta di responsabilità
☐ **b** della delega
☐ **c** dell'attribuzione
☐ **d** dell'assunzione diretta di responsabilità e dell'attribuzione
☐ **e** dell'assunzione diretta di responsabilità e della delega

6 **Le figure professionali con le quali l'operatore socio-sanitario più frequentemente si rapporta e rappresentano quindi gli operatori di riferimento sono:**

- ☐ **a** l'infermiere, il medico, l'assistente sociale
- ☐ **b** l'assistente sociale, l'educatore professionale, l'ostetrica
- ☐ **c** il medico, l'infermiere, l'educatore professionale
- ☐ **d** l'ostetrica, l'assistente sociale, l'infermiere

7 **Sottolineare le parti non corrette contenute nell'enunciato del profilo relativo alle attività riportato di seguito.**

Le attività dell'operatore socio-sanitario sono rivolte alla persona e qualora necessario al suo ambiente di vita. Sono riconducibili alle seguenti funzioni:

a) assistenza indiretta e aiuto domestico alberghiero nel contesto sociale;
b) intervento igienico e di carattere sanitario;
c) supporto gestionale, organizzativo, educativo e formativo.

8 **Tra le principali attività previste per l'operatore socio-sanitario vi è la seguente: attua gli interventi assistenziali.**

☐ Vero ☐ Falso

9 **Rispetto agli operatori dello stesso profilo l'operatore socio-sanitario concorre alla realizzazione dei tirocini e della loro valutazione?**

- ☐ **a** Sì
- ☐ **b** No
- ☐ **c** Dipende dal contesto in cui svolge la sua attività

10 **Individuare quali, tra le competenze tecniche riportate, sono da considerarsi scorrette (*tre risposte*).**

- ☐ **a** Aiutare per la corretta somministrazione dei farmaci prescritti
- ☐ **b** Accompagnare l'utente per l'accesso ai servizi
- ☐ **c** Preparare alle prestazioni sanitarie
- ☐ **d** Effettuare medicazioni o il cambio delle stesse
- ☐ **e** Collaborare a educare al movimento e favorire movimenti di mobilizzazione semplice

Risposte

1 e

Conferenza permanente per i rapporti tra lo Stato, le Regioni e le province autonome di Trento e Bolzano. Provvedimento 22 febbraio 2001, *Accordo tra il Ministro della sanità, il Ministro per la solidarietà sociale e le regioni e province autonome di Trento e Bolzano, per l'individuazione della figura e del relativo profilo professionale dell'operatore socio-sanitario e per la definizione dell'ordinamento didattico dei corsi di formazione* (pubblicato nella Gazzetta Ufficiale 19 aprile 2001, n. 91).

2

L'operatore socio-sanitario è l'operatore che, a seguito dell'attestato di qualifica conseguito al termine di specifica formazione professionale, **eroga prestazioni indirizzate** (*i termini corretti del profilo sono i seguenti: svolge attività indirizzata*) a soddisfare i bisogni primari della persona, nell'ambito delle proprie aree di competenza, in un contesto **prevalentemente sanitario** (*i termini corretti del profilo sono i seguenti: in un contesto sia sociale che sanitario*) e a favorire il benessere e l'autonomia dell'utente in un contesto prevalentemente sociale (*questi termini non sono presenti nel disposto del profilo*).

3

Descrizione delle peculiarità dell'ambito	Ambito
Strutture residenziali a carattere familiare in cui vengono accolti bambini e adolescenti la cui situazione non permette loro di vivere all'interno del nucleo familiare di origine	**Case famiglia**
Strutture che rispondono ai bisogni di base delle persone anziane che non sono in grado di provvedervi in modo autonomo o i cui familiari non sono in grado di dare loro un supporto	**Case protette**

Descrizione delle peculiarità dell'ambito	**Ambito**
Servizi tra le cui finalità vi è per esempio quella di seguire gli alunni con disabilità fisiche, psichiche, relazionali e sensoriali medio-gravi, gravi e gravissime, allo scopo di favorirne l'inserimento e l'integrazione nel contesto scolastico e sociale di appartenenza	**Servizi assistenziali speciali**
Servizi che trovano collocazione nella rete dei servizi territoriali la cui finalità è quella di accogliere persone con problemi di disabilità medio-grave	**Centri Educativi Occupazionali Diurni**
Strutture residenziali che danno ospitalità temporanea o permanente a persone anziane con una scarsa autonomia, ma anche non anziane	**Comunità alloggio**

4 Falso

L'acronimo CEOD significa Centro Educativo Occupazionale Diurno.

5 c

6 d

7

Le attività dell'operatore socio-sanitario sono rivolte alla persona e **qualora necessario** (*questi termini non sono presenti nel disposto del profilo*) al suo ambiente di vita e sono riconducibili alle seguenti funzioni:

a) assistenza **indiretta** (*il termine corretto del profilo è il seguente: assistenza diretta*) e aiuto domestico alberghiero **nel contesto sociale** (*questi termini non sono presenti nel disposto del profilo*);
b) intervento **igienico e di carattere sanitario** (*i termini corretti del profilo sono i seguenti: intervento igienico-sanitario e di carattere sociale*);
c) supporto gestionale, organizzativo, **educativo** (*questo termine non è presente nel disposto del profilo*) e formativo.

8 Falso

Nel profilo tale attività è espressa come segue: "collabora all'attuazione degli interventi assistenziali".

9 a

10

a aiutare per la corretta assunzione dei farmaci
c aiutare nella preparazione alle prestazioni sanitarie
d effettuare piccole medicazioni o cambio delle stesse

ELEMENTI DI LEGISLAZIONE SOCIO-SANITARIA E ORGANIZZAZIONE DEI SERVIZI

Nota. *Salvo diverse indicazioni, la risposta esatta per ciascun item è da considerarsi una sola.*

1 Il diritto può essere descritto come il complesso delle leggi di uno stato e può essere definito in senso soggettivo e in senso oggettivo. Quando si parla di diritto soggettivo si intende il complesso delle norme giuridiche che dettano come il soggetto si deve comportare.

☐ Vero ☐ Falso

2 A quale tra le fonti di produzione del diritto di seguito citate viene riconosciuta, in quanto propria, la funzione di produrre le leggi?

☐ a Alle regioni
☐ b Ai comuni
☐ c Al governo
☐ d Al parlamento
☐ e Al capo dello stato

3 Le norme aventi come fonti organi statali hanno un potere e conseguenze diversificate. Riordinare le fonti riportate realizzando una scala gerarchica fondata sulla tipologia della regola/legge (dalla più "forte" dal punto di vista del "potere legislativo" alla meno "forte"): *regolamenti regionali; leggi regionali; regolamenti provinciali; regolamenti ministeriali e prefettizi; decreti legge del governo; decreti legislativi o leggi delegate; Costituzione; leggi ordinarie; regolamenti governativi; regolamenti comunali; statuti regionali ordinari.*

1. ______________________
2. ______________________
3. ______________________
4. ______________________

5. ______________________________
6. ______________________________
7. ______________________________
8. ______________________________
9. ______________________________
10. ______________________________
11. ______________________________

4 **Una norma di grado superiore può modificare una norma di grado inferiore?**

- ☐ **a** Sì
- ☐ **b** No
- ☐ **c** Dipende dalla tipologia di norma

5 **Due norme di pari grado possono modificarsi sulla base di un criterio cronologico quindi:**

- ☐ **a** quella meno recente è quella che ha valore
- ☐ **b** quella più recente è quella che ha valore
- ☐ **c** dipende dalla tipologia delle norme

6 **Il Servizio Sanitario Nazionale (SSN) esisteva già prima dell'emanazione della legge 833/78.**

☐ Vero ☐ Falso

7 **Sottolineare le parti non corrette contenute nell'art. 32 della Costituzione riportato di seguito.**

La Repubblica tutela la salute come fondamentale diritto dell'individuo e interesse della collettività e garantisce quando possibile cure gratuite agli indigenti. Nessuno può essere obbligato a un determinato trattamento sanitario anche se disposto dalla legge. La legge non può in linea di massima violare i limiti imposti dal rispetto della persona umana.

8 **La norma con la quale è stato istituito il Servizio Sanitario Nazionale è:**

- ☐ **a** la legge 23 ottobre 1992, n. 421
- ☐ **b** il D.Lgs. 30 dicembre 1992, n. 502
- ☐ **c** il D.Lgs. 30 dicembre 1992, n. 517
- ☐ **d** la legge 23 dicembre 1978, n. 833

9 **La legge 23 ottobre 1992, n. 421 delega il governo a razionalizzare e rivedere le seguenti discipline:**

- ☐ **a** pubblico impiego e sanità
- ☐ **b** sanità e sistema previdenziale
- ☐ **c** sistema previdenziale e finanza locale
- ☐ **d** finanza locale e pubblico impiego

- ☐ e pubblico impiego e sistema previdenziale
- ☐ f tutte le precedenti
- ☐ g nessuna della precedenti
- ☐ h solo la sanità

10 Tra i cambiamenti apportati dal D.Lgs. 30 dicembre 1992, n. 502 vi è la trasformazione delle USL in aziende.

☐ Vero ☐ Falso

11 Le strutture attraverso le quali le Aziende Sanitarie Locali (ASL) erogano l'assistenza sanitaria sono i dipartimenti di prevenzione, i distretti sanitari di base, i presidi ospedalieri e le aziende ospedaliere. A ciascuna di queste strutture sono attribuite funzioni specifiche. In particolare, di seguito, vengono riportate, non in modo distinto ma casuale, alcune funzioni dei dipartimenti di prevenzione e dei distretti sanitari di base: *tutela della collettività dai rischi sanitari degli ambienti di vita anche con riferimento agli effetti sanitari degli inquinanti ambientali*; *assistenza specialistica ambulatoriale*; *tutela della collettività e dei singoli dai rischi infortunistici*; *tutela igienico-sanitaria degli alimenti*; *attività o servizi rivolti a disabili e anziani*; *attività di assistenza domiciliare integrata*; *tutela della salute nelle attività sportive*; *attività o servizi per la prevenzione e la cura delle tossicodipendenze*. Individuare e riportare nello schema quelle proprie di ciascuna struttura (dipartimento di prevenzione e distretto sanitario di base).

Dipartimenti di prevenzione	Distretti sanitari di base

12 L'acronimo IPAB significa:

- ☐ a Istituzioni Private di Assistenza e Beneficenza
- ☐ b Istituti Pubblici di Assistenza e Beneficenza
- ☐ c Istituzioni Pie di Assistenza e Beneficenza
- ☐ d Istituzioni Pubbliche di Assistenza e Beneficenza

13 L'acronimo RSA significa:

- ☐ a Residenza Sanitaria Assistita
- ☐ b Residenza Sanitaria Assistenziale

- ☐ c Residenza Sanitaria Autonoma
- ☐ d Residenza Socio-Assistenziale
- ☐ e Residenza Sociale Assistita

14 **Le residenze extraospedaliere non rispondono ai bisogni assistenziali delle persone portatrici di handicap fisici e psichici, degli anziani e dei soggetti non autosufficienti che non possono, per motivi di ordine sanitario e di carattere sociale, essere assistiti al proprio domicilio, ma solo a quelli delle persone autosufficienti che per brevi periodi richiedono la permanenza in strutture non ospedaliere dopo degenza in strutture ospedaliere.**

☐ Vero ☐ Falso

15 **Tra le leggi di grande rilevanza emanate in ambito sanitario sono da ricordare la legge 13 maggio 1978, n. 180 e la legge 22 maggio 1978, n. 194. Qual è la materia regolamentata da ciascuna delle due norme citate?**

Norma	Materia regolamentata
	Norme per la tutela sociale della maternità e sull'interruzione volontaria della gravidanza
	Accertamenti e trattamenti sanitari volontari e obbligatori

Risposte

1 **Falso**

Il complesso delle norme giuridiche che dettano come il soggetto si deve comportare esprime il diritto in senso oggettivo. Il diritto in senso soggettivo indica invece la riconosciuta e tutelata necessità dei soggetti di esprimere diritti ovvero propri interessi che la legge riconosce. In termini più semplici, quando si parla di diritto soggettivo si intende l'insieme dei diritti e dei doveri di cui il soggetto è titolare.

2 **d**

3

1. Costituzione
2. leggi ordinarie
3. decreti legge del governo
4. decreti legislativi o leggi delegate
5. regolamenti governativi
6. regolamenti ministeriali e prefettizi
7. statuti regionali ordinari
8. leggi regionali
9. regolamenti regionali
10. regolamenti provinciali
11. regolamenti comunali

4 **a**

Una norma di grado superiore può modificare quella di grado inferiore; non può verificarsi il contrario.

5 **b**

Due norme di pari grado possono modificarsi sulla base di un criterio cronologico per il quale è quella più recente che ha valore.

6 **Falso**

Prima dell'emanazione della legge 833/78 non esisteva nel nostro paese un servizio sanitario nazionale, istituito proprio con la legge citata.

7

La Repubblica tutela la salute come fondamentale diritto dell'individuo e interesse della collettività e garantisce **quando possibile** (*questi termini non sono presenti nell'articolo*) cure gratuite agli indigenti. Nessuno può essere obbligato a un determinato trattamento sanitario **anche se disposto dalla legge** (*i termini corretti dell'articolo sono i seguenti: se non per disposizione di legge*). La legge non può **in linea di massima** (*i termini corretti dell'articolo sono i seguenti: in nessun caso*) violare i limiti imposti dal rispetto della persona umana.

8 **d**

È la legge 23 dicembre 1978, n. 833 la norma che istituisce il Servizio Sanitario Nazionale (SSN). Le altre norme riguardano rispettivamente:

- legge 23 ottobre 1992, n. 421 "*Delega al Governo per la razionalizzazione e la revisione delle discipline in materia di sanità, di pubblico impiego, di previdenza e di finanza territoriale*";
- D.Lgs. 30 dicembre 1992, n. 502 "*Riordino della disciplina in materia sanitaria a norma dell'articolo 1 della legge 23 ottobre 1992, n. 421*";
- D.Lgs. 30 dicembre 1992, n. 517 "*Modificazioni al D.Lgs. 30 dicembre 1992, n. 502, recante riordino della disciplina in materia sanitaria, a norma dell'articolo 1 della legge 23 ottobre 1992, n. 421*".

9 **f**

10 **Vero**

Con questa norma, conosciuta anche come seconda riforma del Servizio Sanitario Nazionale (la prima è stata quella realizzata dalla legge 23 dicembre 1978, n. 833), viene introdotto il concetto di azienda: le USL si trasformano in aziende attraverso le quali si realizzano – direttamente o indirettamente – le finalità proprie del Servizio Sanitario Nazionale.

11

Le funzioni proprie di ciascuna struttura sono:

Dipartimenti di prevenzione	Distretti sanitari di base
tutela della collettività dai rischi sanitari degli ambienti di vita anche con riferimento agli effetti sanitari degli inquinanti ambientali	assistenza specialistica ambulatoriale

tutela della collettività e dei singoli dai rischi infortunistici	attività o servizi rivolti a disabili e anziani
tutela igienico-sanitaria degli alimenti	attività di assistenza domiciliare integrata
tutela della salute nelle attività sportive	attività o servizi per la prevenzione e la cura delle tossicodipendenze

12 d

13 b

14 **Falso**

Le residenze extraospedaliere rispondono ai bisogni assistenziali delle persone portatrici di handicap fisici e psichici, degli anziani e dei soggetti non autosufficienti che non possono, per motivi di ordine sanitario e di carattere sociale, essere assistiti al proprio domicilio. Per far fronte a queste necessità sono disponibili nel nostro paese diverse strutture che offrono diversificati livelli di assistenza e, quindi, in relazione alle problematiche delle persone assistite è possibile identificare differenti tipologie di residenzialità extraospedaliera: residenza assistenziale, strutture riabilitative per portatori di menomazioni psichiche sensoriali, residenze sanitarie assistenziali.

15

Norma	Materia regolamentata
Legge 22 maggio 1978, n. 194	Norme per la tutela sociale della maternità e sull'interruzione volontaria della gravidanza
Legge 13 maggio 1978, n. 180	Accertamenti e trattamenti sanitari volontari e obbligatori

IL LAVORO NELLE PUBBLICHE AMMINISTRAZIONI

Nota. *Salvo diverse indicazioni, la risposta esatta per ciascun item è da considerarsi una sola.*

1 **Con la riforma del pubblico impiego il rapporto di lavoro non nasce più da un contratto individuale, ma da un atto autoritativo nazionale.**

☐ Vero ☐ Falso

2 **La modalità ordinaria di assunzione presso un ente pubblico è quella:**

☐ **a** del concorso pubblico
☐ **b** del corso-concorso
☐ **c** della selezione mediante lo svolgimento di prove specifiche
☐ **d** della selezione per titoli
☐ **e** della selezione per titoli ed esami

3 **Le persone che sono escluse dall'elettorato politico attivo e quelle che sono state destituite o dispensate dall'impiego presso una pubblica amministrazione per persistente insufficiente rendimento possono accedere all'impiego nelle pubbliche amministrazioni?**

☐ **a** Sì
☐ **b** No
☐ **c** Dipende dalla motivazione che ha portato all'esclusione dall'elettorato attivo o alla destituzione
☐ **d** Nessuna delle precedenti

4 **La partecipazione ai concorsi indetti da pubbliche amministrazioni è soggetta a limiti di età.**

☐ Vero ☐ Falso

5 **Per provvedimenti disciplinari si intendono:**

☐ **a** le sanzioni proposte dal datore di lavoro per punire il lavoratore in caso di inadempimento alle obbligazioni inerenti la prestazione lavorativa previste in linea generale dal codice civile, in relazione alla trasgressione dei fondamentali obblighi incombenti sul prestatore di lavoro

☐ **b** le sanzioni adottate dal datore di lavoro per avvertire il lavoratore in caso di inadempimento alle obbligazioni inerenti la prestazione lavorativa previste in linea generale dal codice civile, in relazione alla trasgressione dei fondamentali obblighi incombenti sul prestatore di lavoro

☐ **c** le sanzioni adottate dal datore di lavoro per punire il lavoratore in caso di inadempimento alle obbligazioni inerenti la prestazione lavorativa previste in linea generale dal codice civile, in relazione alla trasgressione dei fondamentali obblighi incombenti sul prestatore di lavoro

☐ **d** le sanzioni suggerite dal datore di lavoro per punire il lavoratore in caso di inadempimento alle obbligazioni inerenti la prestazione lavorativa previste in linea generale dal codice civile, in relazione alla trasgressione dei fondamentali obblighi incombenti sul prestatore di lavoro

6 **Gli obblighi che il lavoratore deve osservare sono *l'obbligo di diligenza, l'obbligo d'obbedienza, l'obbligo di fedeltà*. Ogni obbligo esprime dei contenuti molto concreti; riportare nello schema l'obbligo a cui corrisponde ciascun contenuto.**

Contenuti	Obbligo
Non trattare direttamente o indirettamente affari in concorrenza con l'imprenditore e non divulgare le notizie attinenti i sistemi produttivi adottati dall'azienda in maniera da recare a essa pregiudizi	
Usare la diligenza richiesta dalla natura della prestazione	
Osservare le disposizioni per l'esecuzione e per la disciplina del lavoro impartite dall'imprenditore e dai suoi collaboratori	

7 **In caso di violazione degli obblighi (fedeltà, obbedienza, diligenza e obblighi collaterali) le sanzioni previste sono o la sospensione o il licenziamento.**

☐ Vero ☐ Falso

8 **Sottolineare le parti non corrette contenute nell'enunciato riportato di seguito.**

Il datore di lavoro può adottare qualsiasi provvedimento disciplinare nei confronti del lavoratore anche senza avergli preventivamente contestato l'addebito e senza averlo sentito a sua difesa.

9 **Il rimprovero verbale può essere adottato senza previa contestazione scritta dell'addebito al dipendente?**

☐ **a** No
☐ **b** Dipende dalle ragioni sottese al rimprovero verbale
☐ **c** Sì

10 **La responsabilità penale si realizza quando il dipendente, esercitando le proprie funzioni, causa ad altri un danno ingiusto.**

☐ Vero ☐ Falso

11 **Quali tra le affermazioni riportate di seguito contengono espressioni errate? (*due risposte*)**

☐ **a** Nei casi che configurano la responsabilità civile tanto il dipendente quanto l'amministrazione sono obbligati a risarcire il danno. Se paga l'amministrazione non ci potrà essere rivalsa sul dipendente
☐ **b** Nei casi di responsabilità per danno erariale (danno da comportamento contrario ai doveri da parte del dipendente) si pone in essere un procedimento svolto non dall'amministrazione interessata ma dalla Corte dei Conti
☐ **c** Nei casi che configurano la responsabilità penale in cui il dipendente che commette reato per disposizione di un superiore non è penalmente responsabile

Risposte

1 **Falso**

Con la riforma del pubblico impiego il rapporto di lavoro non nasce più da un atto autoritativo nazionale, ma da un contratto individuale. Al pari del privato, il rapporto di lavoro viene disciplinato dal contratto e assume rilevanza per la disciplina del rapporto lo Statuto dei Lavoratori (legge 300/70).

2 a

La modalità ordinaria di assunzione presso un ente pubblico è quella del pubblico concorso. È comunque possibile attribuire incarichi o supplenze attraverso la sottoscrizione di contratti a tempo determinato anche attraverso modalità selettive diverse dal pubblico concorso. Queste modalità – delineate nel D.Lgs. 30 marzo 2001, n. 165 – sono sinteticamente:

- per titoli;
- per titoli ed esami;
- per corso-concorso;
- per selezione mediante lo svolgimento di prove finalizzate all'accertamento della professionalità richiesta;
- attraverso l'avviamento degli iscritti nelle liste di collocamento che siano in possesso del titolo di studio richiesto dalla normativa vigente al momento della pubblicazione dell'offerta di lavoro o anche mediante chiamata numerica degli iscritti nelle apposite liste costituite dagli appartenenti alle categorie protette.

3 b

4 **Falso**

La partecipazione ai concorsi indetti da pubbliche amministrazioni non è più soggetta a limiti di età salvo deroghe dettate da regolamenti delle singole amministrazioni dovute alla natura del servizio o a oggettive necessità dell'amministrazione in base a quanto disposto dalla normativa vigente.

5 c

6

Contenuti	Obbligo
Non trattare direttamente o indirettamente affari in concorrenza con l'imprenditore e non divulgare le notizie attinenti i sistemi produttivi adottati dall'azienda in maniera da recare a essa pregiudizi	**Obbligo di fedeltà**
Usare la diligenza richiesta dalla natura della prestazione	**Obbligo di diligenza**
Osservare le disposizioni per l'esecuzione e per la disciplina del lavoro impartite dall'imprenditore e dai suoi collaboratori	**Obbligo di obbedienza**

7 **Falso**

Le sanzioni in caso di violazione degli obblighi citati oltre che di tutti quelli collaterali prevedono: l'ammonizione, la multa, la sospensione oltre il licenziamento disciplinare o per mancanze.

8

Il datore di lavoro **può adottare** (*i termini corretti dell'enunciato sono i seguenti: non può adottare*) **qualsiasi provvedimento** (*i termini corretti dell'enunciato sono i seguenti: alcun provvedimento*) disciplinare nei confronti del lavoratore **anche** (*questo termine non è presente nell'enunciato*) senza avergli preventivamente contestato l'addebito e senza averlo sentito a sua difesa.

9 c

10 **Falso**

La responsabilità penale si ha quando il dipendente commette reati a causa o nell'esercizio delle sue funzioni. Si parla, invece, di responsabilità civile quando il dipendente esercitando le proprie funzioni causa ad altri un danno ingiusto. Infine, la responsabilità amministrativa è quella che si pone in essere nei confronti della pubblica amministrazione e si articola nelle due forme della responsabilità disciplinare e della responsabilità contabile.

11 a; c

Responsabilità civile: se paga, l'amministrazione dovrà poi rivalersi sul dipendente.

Responsabilità penale: è penalmente responsabile il dipendente che commette reato per disposizione di un superiore in quanto la legge vieta espressamente al dipendente di eseguire l'ordine contrario alla legge penale.

ELEMENTI DI ETICA

Nota. *Salvo diverse indicazioni, la risposta esatta per ciascun item è da considerarsi una sola.*

---

1 **L'etica è una branca della filosofia che approfondisce:**

- ☐ **a** la liceità degli interventi umani sull'uomo in relazione all'evoluzione della ricerca medica e biologica
- ☐ **b** gli elementi che consentono di discernere i comportamenti umani buoni, giusti, leciti da quelli cattivi, ingiusti e illeciti
- ☐ **c** l'insieme di doveri, diritti, regole comportamentali ai quali gli operatori si devono attenere
- ☐ **d** tutte le precedenti
- ☐ **e** a; b

2 **Il significato di morale non può essere considerato sovrapponibile a quello di etica.**

☐ Vero ☐ Falso

3 **Nel contesto assistenziale, ad aiutare gli operatori a comprendere se il loro comportamento è giusto in ogni situazione, il riferimento continuo è:**

- ☐ **a** all'esperienza maturata
- ☐ **b** al buon senso
- ☐ **c** ai principi etici
- ☐ **d** alla preparazione teorica
- ☐ **e** tutte le precedenti

4 **Tra i principi etici considerati fondamentali vi è il principio di autonomia. Sottolineare nell'enunciato di tale principio le parti non corrette.**

Il principio di autonomia afferma il diritto dell'operatore di decidere che cosa è bene fare e che cosa non lo è per il bene della persona assistita nell'ambito delle specifiche competenze.

5 **Il principio di giustizia esprime l'obbligo per l'operatore di fare sempre ciò che è bene per la persona.**
☐ Vero ☐ Falso

6 **L'applicazione sistematica dei principi etici nell'agire quotidiano è facilitata se collocata all'interno di un percorso mentale cui ogni operatore può in ogni momento far riferimento per effettuare la scelta migliore in uno specifico momento temporale e in uno specifico contesto. Questo percorso mentale si realizza in fasi tra loro consecutive. Riordinare le fasi di seguito riportate secondo la sequenza corretta:** ***la decisione secondo coscienza; la riflessione su ciò che è stato fatto; la raccolta dei dati sulla situazione; il riconoscimento del problema; l'identificazione dei valori in gioco; l'analisi dei problemi in base ai principi etici; il confronto del problema con le norme; l'azione.***

Fasi	
1.	5.
2.	6.
3.	7.
4.	8.

7 **Riconoscere il problema significa per l'operatore capire qual è il problema assistenziale che caratterizza la situazione in cui si trova ad agire.**
☐ Vero ☐ Falso

8 **Identificare i valori che sono in gioco significa:**
☐ **a** riconoscere i valori messi in gioco dalla persona assistita
☐ **b** comprendere il bene che deve essere tutelato
☐ **c** riconoscere i valori messi in gioco dall'operatore
☐ **d** tutte le precedenti

9 **Tra i quattordici diritti proclamati dalla Carta europea dei diritti del malato vi è il diritto all'informazione che ribadisce quanto segue: ogni individuo ha il diritto di accedere a tutti i tipi di informazione che riguardano il suo stato di salute. Quanto affermato relativamente ai contenuti di tale diritto è:**
☐ **a** corretto
☐ **b** scorretto
☐ **c** corretto e completo
☐ **d** corretto ma parziale

10 **Sottolineare nell'enunciato relativo ai contenuti del diritto al consenso le parti non corrette.**

Il diritto al consenso esprime il diritto della persona assistita e dei suoi familiari ad accedere a tutte le informazioni che la possono mettere in grado e/o che possono mettere in grado i familiari di partecipare attivamente alle decisioni che riguardano la sua salute. Queste informazioni sono, nella maggior parte dei casi, un prerequisito per ogni procedura e trattamento.

Risposte

1 b

Il termine *etica* deriva dal greco "ethos" e il suo significato è "condotta", "carattere", "consuetudine". L'etica è una branca della filosofia che approfondisce gli elementi che consentono di discernere i comportamenti umani giusti, buoni, leciti da quelli cattivi, ingiusti e quindi inappropriati. La liceità degli interventi umani sull'uomo in relazione all'evoluzione della ricerca medica e biologica viene studiata e approfondita da una disciplina relativamente recente che è la *bioetica*. Infine, l'insieme di doveri, diritti e regole comportamentali alle quali una specifica categoria professionale si deve attenere in ogni momento e in ogni ambito in cui avviene l'esercizio professionale viene studiato dalla *deontologia*.

2 **Falso**

Il termine morale deriva dal latino *moralia* e il suo significato è equivalente a quello descritto per il termine etica. Anch'esso indica il modo di agire e di comportarsi dell'uomo in uno specifico tempo e in uno specifico luogo. Infatti, i due termini vengono impiegati indifferentemente pur esistendo tra loro una modesta differenza di accezione.

3 c

4

Il principio di autonomia afferma **il diritto dell'operatore** (*i termini corretti dell'enunciato sono i seguenti: il dovere dell'operatore*) **di decidere** (*i termini corretti dell'enunciato sono i seguenti: di rispettare*) **che cosa è bene fare e che cosa non lo è per il bene della persona** (*i termini corretti dell'enunciato sono i seguenti: la libertà della persona di decidere per sé*) **assistita nell'ambito delle specifiche competenze** (*questi termini non sono presenti nell'enunciato*).

5 **Falso**

Il principio di giustizia esprime l'obbligo per l'operatore di trattare le persone nel modo giusto e di non discriminare. A esprimere, invece, l'obbligo per l'operatore di fare ciò che è finalizzato al bene della persona è il principio di beneficenza.

6

Fasi	
1. il riconoscimento del problema	5. l'analisi del problema in base ai principi etici
2. la raccolta dei dati sulla situazione	6. la decisione secondo coscienza
3. l'identificazione dei valori che sono in gioco	7. l'azione
4. il confronto del problema con le norme	8. la riflessione su ciò che è stato fatto

7 **Falso**

Riconoscere il problema significa per l'operatore capire se nella situazione in cui si trova ad agire nel suo mandato è in gioco anche l'aspetto etico.
La raccolta di dati sulla situazione: ogni situazione è unica e quindi si caratterizza e si diversifica da altre anche se simili.
Il confronto del problema con le norme: in altri termini ciò equivale a verificare la presenza di indicazioni formalizzate – norme, regole – che orientano l'operatore verso l'adozione di un preciso comportamento.
L'analisi del problema in base ai principi etici: per l'operatore ciò significa identificare quali tra i principi etici fondamentali sono quelli in gioco e, quindi, quali devono orientare l'assunzione del comportamento eticamente più corretto.
La decisione secondo coscienza: significa assumere la decisione migliore.
L'azione: equivale a realizzare quanto deciso.
La riflessione su ciò che è stato fatto: è fondamentale riflettere sempre sulle scelte fatte e sui comportamenti assunti per comprendere se gli stessi sono stati del tutto o in parte appropriati e hanno o non generato quanto atteso.

8 b

9 d

Il diritto all'informazione sancisce che: ogni individuo ha il diritto ad accedere a tutti i tipi di informazione che riguardano il suo stato di salute e i servizi sanitari e come utilizzarli, nonché a tutti quelli che la ricerca scientifica e l'innovazione tecnologica rendono disponibili.

10 **Falso**

Il diritto al consenso esprime il diritto della persona assistita **e dei suoi familiari** (*questi termini non sono presenti nell'enunciato*) ad accedere a tutte le informazioni che la possono mettere in grado **e/o che possono mettere in grado i familiari** (*questi termini non sono presenti nell'enunciato*) di partecipare attivamente alle decisioni che riguardano la sua salute. Queste informazioni sono, **nella maggior parte dei casi** (*questi termini non sono presenti nell'enunciato*), un prerequisito per ogni procedura e trattamento.

Parte seconda

Area psicologica e sociale

ELEMENTI DI PSICOLOGIA E SOCIOLOGIA

Nota. *Salvo diverse indicazioni, la risposta esatta per ciascun item è da considerarsi una sola.*

---

1 Il termine *psicologia* trova la sua origine etimologica nelle parole greche "psyché" e "logos" e significa "scienza della parola".

☐ Vero ☐ Falso

2 A Sigmund Freud è stato attribuito il merito di aver sistematizzato la psicologia costituendola come scienza indipendente.

☐ Vero ☐ Falso

3 Pavlov ha elaborato la concezione sistematica più importante delle basi fisiologiche del comportamento. Nei suoi studi sulla secrezione gastrica ha constatato che il cane produce saliva solo quando mangia.

☐ Vero ☐ Falso

4 La reazione dell'animale in assenza di stimolo venne denominata:

☐ a riflesso condizionato
☐ b riflesso incondizionato
☐ c riflesso innato
☐ d riflesso indotto
☐ e nessuna delle risposte precedenti

5 *Gestalt* è una parola tedesca che significa "figura", "forma" o anche "configurazione". Tale movimento nacque in risposta e in contrapposizione alla psicologia elementarista degli strutturalisti. Il concetto tipico della *Gestalt* è che:

☐ a il tutto è uguale alla somma delle parti

- ☐ **b** il tutto è meno della somma delle parti
- ☐ **c** il tutto è più della somma delle parti
- ☐ **d** il tutto non è mai la somma delle parti
- ☐ **e** il tutto è sempre la somma delle parti

6 **Il fondatore del movimento del comportamentismo fu:**

- ☐ **a** Wolfgang Koehler
- ☐ **b** Wilhelm Wundt
- ☐ **c** John B. Watson
- ☐ **d** nessuna delle persone citate

7 **Frederic Skinner è universalmente riconosciuto come il fondatore della psicoanalisi.**

☐ Vero ☐ Falso

8 **Secondo la psicoanalisi l'impostazione topografica dell'apparato psichico identifica tre sistemi: *inconscio*, *preconscio*, *conscio*. Nello schema sottostante vengono descritti i contenuti di ciascun sistema. Riportare a lato della descrizione il sistema corrispondente.**

Sistema	Contenuti
	Esperienza vissuta in modo consapevole
	Desideri, idee, pensieri che non sono coscienti ma che lo possono diventare con uno sforzo dell'attenzione
	Desideri, idee, pensieri il cui accesso alla coscienza è sbarrato da forze che vi si oppongono

9 **Accanto all'impostazione topografica dell'apparato psichico che identifica tre sistemi, inconscio, preconscio, conscio, vi è anche una concezione strutturale in cui si ha un raggruppamento funzionale dei processi mentali funzionalmente collegati tra loro: l'*Es*, l'*Io* e il *Super Io*. Quest'ultimo dal punto di vista strutturale è quell'istanza psichica responsabile dei rapporti tra mondo interno e mondo esterno, fra soggetto e ambiente.**

☐ Vero ☐ Falso

10 **Dal punto di vista topico l'Es è:**

- ☐ **a** l'inconscio
- ☐ **b** il preconscio
- ☐ **c** il conscio
- ☐ **d** una parte di inconscio e una parte di preconscio
- ☐ **e** una parte di preconscio e una parte di conscio
- ☐ **f** in parte inconscio, in parte preconscio, in parte conscio

11 **I meccanismi di difesa definibili in termini psicologici come** ***ogni atteggiamento mentale, azione o forma di adattamento che tendono a far evitare stati di disagio*** **sono messi in atto:**

- ☐ **a** dall'Es
- ☐ **b** dall'Io
- ☐ **c** dal Super Io
- ☐ **d** dall'Es, dall'Io, dal Super Io

12 **I principali meccanismi di difesa sono: la** ***rimozione*****, la** ***formazione reattiva*****, l'*****isolamento*****, l'*****annullamento*****, la** ***regressione*****, la** ***proiezione*****. Nello schema sottostante vengono descritte le caratteristiche di ciascun meccanismo. Riportare a lato della descrizione il meccanismo corrispondente.**

Meccanismo di difesa	Caratteristiche
	Ritorno a comportamenti, modi di agire e di pensare di fasi precedenti dello sviluppo rispetto a tappe evolutive già raggiunte
	Rimozione, ossia esclusione dalla coscienza degli impulsi inaccettabili di una posizione ambivalente (esistenza simultanea di sentimenti opposti verso persone e oggetti). Gli impulsi accettati, invece, vengono sopravvalutati e appaiono al livello del comportamento cosciente
	Attività dell'Io che sbarra la via della coscienza a qualsiasi idea, fantasia, impulso proveniente dall'Es, che tende al soddisfacimento. Per contro, vi è la controcarica dell'Io che vi si oppone

►

	Un impulso, un'idea, un sentimento, una fantasia che il soggetto avverte come inaccettabili per sé e vengono attribuiti al mondo esterno
	Tentativo di considerare non avvenuti pensieri e comportamenti attraverso atti che inconsciamente o consciamente hanno un significato opposto. Con questo meccanismo si degrada la realtà
	Isolamento di un pensiero, di un affetto da tutto il resto della propria esperienza

13 **La comunicazione può essere definita uno scambio di messaggio. Affinché questo scambio avvenga, sono necessari un emittente, un ricevente, un canale utilizzato per la trasmissione del messaggio, un codice immesso nel canale, un feedback. Perché la comunicazione possa essere considerata "sana" ed efficace è necessario che l'emittente scelga il mezzo più semplice per poter trasmettere correttamente il messaggio al ricevente.**

☐ Vero ☐ Falso

14 **Alcuni importanti studiosi hanno approfondito e teorizzato il fenomeno "comunicazione" e hanno identificato regole con le quali comprenderlo più a fondo. Alcune di queste regole, definite come assiomi della comunicazione sono riportate di seguito. Sottolineare le parti non corrette presenti nel testo riportato.**

1ª regola: è possibile non comunicare;

2ª regola: nella comunicazione vi è sempre contenuto e mai o quasi mai relazione;

3ª regola: nella comunicazione vi è spesso una sequenza definita punteggiatura.

15 **Il contenuto della 4ª regola (assioma) è il seguente: nella comunicazione vi è sempre e solo un linguaggio numerico.**

☐ Vero ☐ Falso

16 **Nella comunicazione (5ª regola o assioma) vi può essere:**

☐ **a** complementarietà
☐ **b** simmetria
☐ **c** sempre simmetria, talvolta complementarità
☐ **d** complementarità o simmetria

- ☐ **e** complementarità e simmetria
- ☐ **f** sempre complementarità, talvolta simmetria

17 **Due persone che parlano tra di loro non solo si scambiano messaggi verbali, ma con il loro modo di porsi e di trasmettere interagiscono nel senso che si influenzano reciprocamente.**

☐ Vero ☐ Falso

18 **Il gruppo è un insieme di persone riunite per una specifica finalità.**

☐ Vero ☐ Falso

19 **Il leader in un gruppo è (*due risposte*):**

- ☐ **a** la persona che esercita funzioni di guida
- ☐ **b** la persona più esperta
- ☐ **c** la persona che rappresenta il gruppo all'esterno
- ☐ **d** la persona più carismatica
- ☐ **e** la persona più disponibile a guidare il gruppo

20 **Il capo controlla, stimola e lascia spazio alla libera iniziativa. Questo atteggiamento è riconducibile allo stile:**

- ☐ **a** partecipativo
- ☐ **b** democratico
- ☐ **c** autoritario
- ☐ **d** partecipativo/democratico
- ☐ **e** né partecipativo, né autoritario

21 **Con uno stile che non è né partecipativo né autoritario il capo perde una della sue funzioni essenziali.**

☐ Vero ☐ Falso

22 **In un gruppo un capo informale:**

- ☐ **a** può esistere
- ☐ **b** non esiste
- ☐ **c** esiste sempre
- ☐ **d** nessuna delle risposte precedenti

23 **La famiglia è sempre stata per la sociologia oggetto di grande interesse. La moderna sociologia considera la famiglia come attore attivo dei mutamenti sociali.**

☐ Vero ☐ Falso

24 **Negli ultimi anni la famiglia si è trasformata nelle caratteristiche, ma non nelle funzioni.**

☐ Vero ☐ Falso

25 **Le funzioni che nell'attuale contesto sociale vengono ancora esercitate dalla famiglia sono (*tre risposte*):**

- ☐ **a** economica
- ☐ **b** educativa
- ☐ **c** di sviluppo
- ☐ **d** politica
- ☐ **e** riproduttiva

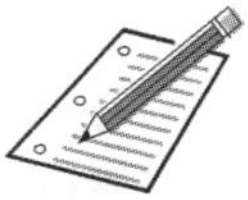

Risposte

1 **Falso**

Il termine *psicologia* trova la sua origine etimologica nelle parole greche "psyché" e "logos" e significa "studio dell'anima".

2 **Falso**

È al fisiologo tedesco Wilhelm Wundt che è stato attribuito il merito di aver sistematizzato la psicologia costituendola come scienza indipendente.

3 **Falso**

Nei suoi studi sulla secrezione gastrica Pavlov ha constatato che il cane saliva non solo quando mangia, ma anche alla sola vista del cibo o della persona incaricata di nutrirlo: tale fenomeno è definito secrezione psichica.

4 **a**

5 **c**

Il concetto tipico della *Gestalt* è che il tutto è più della somma delle parti. Tale concetto è sostenuto dalle seguenti considerazioni:

- le parti sono insufficienti per spiegare il tutto;
- si sono isolate delle leggi secondo le quali gli elementi vanno a formare il tutto;
- si è osservato che una stessa parte ha caratteristiche diverse se presa singolarmente o se inserita nel tutto e quindi una stessa parte in due totalità differenti può assumere caratteristiche differenti.

È soprattutto da quest'ultima affermazione che si sviluppa la *Gestalt*, come necessità di partire nell'analisi dell'esperienza non dal particolare frammentato, ma dall'entità complessivamente colta.

6 **c**

È John B. Watson il fondatore del movimento del comportamentismo. Wolfgang Koehler è colui che maggiormente ha rappresentato il movimento della *Gestalt* e Wilhelm Wundt è stato il fisiologo al quale è stato riconosciuto il merito di aver sistematizzato la psicologia costituendola come scienza indipendente.

7 **Falso**

Il fondatore della psicoanalisi fu il medico neurologo viennese Sigmund Freud; Frederic Skinner fu un comportamentista.

8

Sistema	Contenuti
Conscio	Esperienza vissuta in modo consapevole
Preconscio	Desideri, idee, pensieri che non sono coscienti ma che lo possono diventare con uno sforzo dell'attenzione
Inconscio	Desideri, idee, pensieri il cui accesso alla coscienza è sbarrato da forze che vi si oppongono

9 **Falso**

Il Super Io comprende i precetti morali e le aspirazioni ideali. È l'Io a rappresentare quell'istanza psichica responsabile dei rapporti tra mondo interno e mondo esterno, fra soggetto e ambiente.

10 a

11 b

12

Meccanismo di difesa	Caratteristiche
Regressione	Ritorno a comportamenti, modi di agire e di pensare di fasi precedenti dello sviluppo rispetto a tappe evolutive già raggiunte
Formazione reattiva	Rimozione, ossia esclusione dalla coscienza degli impulsi inaccettabili di una posizione ambivalente (esistenza simultanea di sentimenti opposti verso persone e oggetti). Gli impulsi accettati, invece, vengono sopravvalutati e appaiono al livello del comportamento cosciente

►

Rimozione	Attività dell'Io che sbarra la via della coscienza a qualsiasi idea, fantasia, impulso proveniente dall'Es, che tende al soddisfacimento. Per contro, vi è la controcarica dell'Io che vi si oppone
Proiezione	Un impulso, un'idea, un sentimento, una fantasia che il soggetto avverte come inaccettabili per sé e vengono attribuiti al mondo esterno
Annullamento	Tentativo di considerare non avvenuti pensieri e comportamenti attraverso atti che inconsciamente o consciamente hanno un significato opposto. Con questo meccanismo si degrada la realtà
Isolamento	Isolamento di un pensiero, di un affetto da tutto il resto della propria esperienza

13 Falso

Perché la comunicazione possa essere considerata "sana" ed efficace è necessario che l'emittente scelga il mezzo più utile per poter trasmettere correttamente il messaggio in funzione della situazione e delle capacità ricettive del ricevente.

14

1ª regola: **è possibile non comunicare** (*i termini corretti che caratterizzano la regola sono i seguenti: è impossibile non comunicare*): se si parte dal presupposto che ogni comportamento crea comunicazione, è evidente che è impossibile non avere comportamenti e quindi è impossibile non comunicare.
2ª regola: nella comunicazione vi è sempre contenuto e **mai o quasi mai relazione** (*il termine corretto che caratterizza la regola è il seguente: relazione*): ogni messaggio ha significato in relazione al messaggio sotteso dal rapporto tra i parlanti. Il contenuto di una trasmissione assume significati diversi a seconda del tipo di relazione tra i dialoganti.
3ª regola: nella comunicazione vi è **spesso** (*questo termine non è presente nella descrizione della regola citata*) una sequenza definita punteggiatura: chi assiste dall'esterno a un evento comunicativo può avere l'impressione di una serie ininterrotta di scambi; chi è invece attore in tale sequenza ha la sensazione di essere fonte di uno stimo-

lo ovvero fonte della risposta in una triade costituita da stimolo, reazione, rinforzo.

15 Falso

Nella comunicazione vi sono un linguaggio numerico e un linguaggio analogico. La comunicazione umana offre la possibilità di comunicare sia attraverso la diretta rappresentazione della "cosa" oggetto della comunicazione (linguaggio analogico), sia attraverso una parola che convenzionalmente la rappresenti (linguaggio numerico). Usando una parola per indicare un oggetto si utilizza una modalità numerica; viceversa, rappresentando graficamente l'oggetto si ha una modalità analogica.

16 d

Nella comunicazione gli scambi possono essere simmetrici o complementari ovvero basati sull'uguaglianza degli attori o sulla loro disuguaglianza.

17 Vero

18 Falso

Il gruppo è un insieme di persone riunite per le più svariate finalità.

19 a; c

20 d

21 Vero

Con uno stile che non è né partecipativo né autoritario il capo perde una della sue funzioni essenziali, quella di guida, creando insicurezza e demotivazione e favorendo il frazionamento del gruppo e lo smembramento in sottogruppi, ciascuno dei quali verrà guidato verso propri fini, che possono anche essere diversi dalla finalità generale e principale del gruppo.

22 a

Nelle circostanze in cui il capo perde la funzione di guida può verificarsi che un capo informale emerga sopraffacendo quello formale, non riconosciuto. Il riconoscimento si basa sull'autorevolezza, capacità reale del capo di realizzare la funzione di guida di cui il gruppo ha bisogno.

23 Vero

24 Falso

Negli ultimi anni la famiglia si è trasformata così come si sono trasformate le sue funzioni.

25 b; c; e

Educativa: non è sufficiente assicurare il soddisfacimento dei bisogni fondamentali dell'individuo; è necessario creare le condizioni per lo sviluppo della sua personalità e fondamentale risulta il meccanismo dell'identificazione.
Di sviluppo: nei confronti del nuovo nato a cui concorrono sia il padre sia la madre con la creazione di un ambiente positivo e stimolativo.
Riproduttiva: con trasmissione e conservazione dei caratteri ereditari.
Le funzioni economiche e politiche costituivano funzioni avocabili alla famiglia patriarcale. La prima, quella economica, va ricordata in quanto la famiglia contadina si sviluppava in una struttura statale che tendeva verso l'autosufficienza, una sorta di autarchia, dove si assicurava occupazione ai membri, assistenza economica e non solo alloggio ecc. La seconda, quella politica, invece, perché la famiglia aveva una struttura organizzata in cui erano chiari i differenti ruoli e veniva riconosciuta la funzione di guida del patriarca attraverso il quale il gruppo si confrontava con il mondo esterno.

Parte terza

Area igienico-sanitaria e tecnico-operativa

DISPOSIZIONI GENERALI IN MATERIA DI PROTEZIONE DELLA SALUTE E DELLA SICUREZZA DEI LAVORATORI

Nota. *Salvo diverse indicazioni, la risposta esatta per ciascun item è da considerarsi una sola.*

1 **Le norme che per prime hanno regolamentato la tutela della salute e della sicurezza dei lavoratori risalgono:**

- ☐ **a** agli anni Cinquanta
- ☐ **b** agli anni Sessanta
- ☐ **c** agli anni Settanta
- ☐ **d** agli anni Ottanta
- ☐ **e** agli inizi degli anni Novanta

2 **Tra le norme da ricordare per l'importanza dei contenuti in tema di sicurezza e tutela del lavoratore c'è il D.Lgs. 19 settembre 1994, n. 626. Questo decreto è stato recentemente modificato in alcune parti dal D.Lgs. 3 agosto 2007, n. 123.**

☐ Vero ☐ Falso

3 **Il D.Lgs. 626/94 ha portato importanti e sostanziali cambiamenti nella gestione della sicurezza. Da una prevenzione di carattere soggettivo, infatti, si è passati a una prevenzione di carattere oggettivo.**

☐ Vero ☐ Falso

4 **Quando si parla di prevenzione di carattere oggettivo s'intende:**

- ☐ **a** una prevenzione che si caratterizza per una modalità d'azione che privilegia l'analisi preventiva e la valutazione del rischio
- ☐ **b** una prevenzione per la quale la sicurezza s'intende assicurata dall'adozione di dispositivi tecnici e misure il cui scopo è quello di salvaguardare la sicurezza

del lavoratore a prescindere dal suo livello di partecipazione e collaborazione

☐ c una prevenzione che si caratterizza per una modalità d'azione che a partire dalla promozione della collaborazione del lavoratore privilegia l'analisi preventiva e la valutazione del rischio

☐ d una prevenzione per la quale la sicurezza s'intende assicurata dall'adozione di dispositivi tecnici e misure il cui scopo è quello di salvaguardare la sicurezza del lavoratore

5 Nella nuova impostazione data alla gestione della sicurezza il datore di lavoro:

☐ a impone l'osservazione di norme precise pianificate in modo sistematico

☐ b suggerisce l'osservazione di norme precise e pianifica e gestisce la sicurezza con il supporto di strutture specifiche in modo programmato

☐ c non impone l'osservazione di norme precise e pianifica e gestisce la sicurezza con il supporto di strutture specifiche in modo programmato

☐ d suggerisce l'osservazione di norme precise e gestisce la sicurezza con il supporto di strutture specifiche in modo programmato

6 Nella gestione della sicurezza l'informazione e la formazione dei lavoratori relativamente ai rischi connessi alle attività svolte è importante, ma non irrinunciabile.

☐ Vero ☐ Falso

7 Le persone coinvolte nell'organizzazione della prevenzione sono numerose e le funzioni loro attribuite sono diverse. La valutazione dei rischi e l'identificazione delle misure di prevenzione e protezione è attribuita:

☐ a al dirigente

☐ b al preposto

☐ c al medico competente

☐ d al datore di lavoro

8 *Il dirigente, il preposto, il medico competente, il responsabile dei lavoratori per la sicurezza* accanto al datore di lavoro, ai lavoratori, al responsabile del servizio di prevenzione e protezione sono le figure coinvolte nell'organizzazione della prevenzione e quindi nella protezione della salute e della sicurezza dei lavoratori. Nello schema seguente vengono descritte le peculiarità di ciascuna figu-

ra. Riportare a lato della descrizione la figura corrispondente.

Figura coinvolta nell'organizzazione della prevenzione	Peculiarità della figura
	Sovraintende per funzione a un'attività. Fa osservare specifiche misure di prevenzione e protezione, vigila sul rispetto delle norme di sicurezza, segnala eventuali carenze e insufficienze relativamente alla sicurezza
	Esplica attività di sorveglianza sanitaria obbligatoria per alcune categorie di lavoratori
	Predispone misure di sicurezza, fornisce istruzioni finalizzate a una migliore effettuazione delle attività lavorative, vigila sul rispetto delle norme di sicurezza, incarica le figure specifiche per mansioni di vigilanza e controllo
	Verifica l'applicazione delle norme di sicurezza, propone attività preventive e formative, segnala al responsabile aziendale quanto attiene ai rischi individuati, ricorre alle autorità competenti nelle circostanze in cui le misure di prevenzione e protezione non siano idonee

9 **L'acronimo SPP significa Sistema Protettivo Personale.**
☐ Vero ☐ Falso

10 **L'acronimo RLS significa:**
☐ **a** Responsabile Legale della Sicurezza
☐ **b** Responsabile dei Lavoratori per la Sicurezza
☐ **c** Responsabile Locale della Sicurezza
☐ **d** nessuna delle precedenti risposte

11 **Ai dispositivi di protezione individuale possono essere apportate modifiche:**
☐ **a** Sì
☐ **b** No

☐ **c** dipende dal contesto in cui vengono utilizzati
☐ **d** dipende dall'uso a cui sono destinati

12 **La mancanza negli adempimenti da parte del lavoratore può essere sanzionata con provvedimenti disciplinari fino al licenziamento.**

☐ Vero ☐ Falso

13 **La comprensione delle modalità di prevenzione dei rischi presenti nell'ambito di lavoro non può prescindere dalla considerazione di due importanti concetti: quello di pericolo e quello di rischio. Il concetto di pericolo esprime la proprietà intrinseca di un fattore di poter rappresentare causa di danno. Il pericolo è sempre attinente all'attività lavorativa svolta.**

☐ Vero ☐ Falso

14 **In ambito sanitario i rischi identificabili sono raggruppabili in:**

☐ **a** tre grandi tipologie
☐ **b** quattro grandi tipologie
☐ **c** cinque grandi tipologie
☐ **d** sei grandi tipologie

15 **Nel contesto sanitario, il rischio biologico può essere, in generale, messo in relazione all'attività assistenziale e, in modo più specifico, all'attuazione di procedure diagnostico-terapeutiche durante le quali può avvenire la trasmissione da una persona a un'altra di agenti biologici responsabili di patologie di carattere infettivo. In rapporto con il livello di pericolosità gli agenti biologici possono essere classificati in quattro gruppi: *gruppo 1*, *gruppo 2*, *gruppo 3*, *gruppo 4*. Nello schema sottostante vengono descritte le caratteristiche degli agenti biologici di ciascun gruppo. Riportare a lato della descrizione il gruppo corrispondente.**

Gruppo	Caratteristiche degli agenti biologici
	Le malattie che possono conseguire all'azione degli agenti biologici di questo gruppo sono gravi ed è importante il rischio per i lavoratori
	Gli agenti biologici sono responsabili di patologie gravi e il rischio sia per i lavoratori che per la comunità è elevato

	Gli agenti biologici hanno poche probabilità di causare malattia
	Gli agenti biologici possono dare origine a malattia. Il rischio per i lavoratori è concreto, ma sono poche le probabilità di una diffusione alla comunità

16 **Alla pericolosità biologica di un agente concorrono l'infettività, la patogenicità, la trasmissibilità e la neutralizzabilità. Nello specifico, l'infettività esprime la capacità dell'agente biologico di causare malattia dopo essere venuto a contatto con l'organismo.**

☐ Vero ☐ Falso

17 **La neutralizzabilità esprime la capacità di eliminare l'agente biologico considerato.**

☐ Vero ☐ Falso

18 **Le modalità di trasmissione degli agenti biologici sono: ematica, respiratoria, orale e muco-cutanea. Attraverso quali modalità vengono trasmessi i virus dell'epatite B e il virus dell'epatite A?**

Virus dell'epatite B ____________________
Virus dell'epatite A ____________________

19 **Completare il seguente enunciato.**

La prevenzione del rischio biologico si realizza attraverso l'adozione di misure comportamentali che prevedono il rispetto ________ __________________________.

20 **Considerare tutte le persone assistite potenzialmente infette è un misura comportamentale indicata?**

☐ **a** Sì
☐ **b** No
☐ **c** Dipende dal contesto in cui si opera
☐ **d** Dipende dal livello di rischio di trasmissione

21 **Nel caso di contaminazione della cute con materiale biologico è indicato:**

☐ **a** lavare con acqua
☐ **b** lavare con acqua e sapone detergente
☐ **c** lavare con acqua e sapone disinfettante
☐ **d** lavare con acqua e sapone detergente/disinfettante

22 **Al rischio fisico sono riconducibili tutti i possibili danni per l'organismo conseguenti all'esposizione all'elettricità e alle radiazioni ionizzanti e non.**

☐ Vero ☐ Falso

23 **Il rischio chimico esprime la possibilità che dall'esposizione ad agenti chimici possa derivare un danno per il lavoratore. A determinare la tipologia del danno concorrono:**

☐ **a** due fattori
☐ **b** tre fattori
☐ **c** quattro fattori
☐ **d** cinque fattori

24 **Le modalità attraverso le quali gli agenti chimici possono agire sull'organismo sono:**

1. ______________________
2. ______________________
3. ______________________

25 **Le frasi R e le frasi S riportate sulle etichette apposte sui contenitori degli agenti chimici corrispondono rispettivamente a:**

Frasi R ______________________
Frasi S ______________________

26 **I fattori che delineano il rischio organizzativo-procedurale riguardano la movimentazione manuale dei carichi, le posture assunte durante le attività lavorative, il lavoro a turno e notturno, l'impegno visivo elevato e lo stress di tipo psichico. Nella movimentazione manuale dei carichi rientrano tutte le attività e tutti i movimenti che implicano il trasporto e il sostegno di un carico da parte di una o più persone. Gli elementi che possono concorrere all'espressione del danno conseguente alla movimentazione manuale dei carichi sono:**

☐ **a** due
☐ **b** tre
☐ **c** quattro
☐ **d** cinque

27 **La prevenzione del rischio organizzativo-procedurale si realizza attraverso l'osservazione di alcune precauzioni. Nelle figure riportate di seguito sono rappresentate alcune azioni. Indicare nello spazio accanto a ogni figura se quanto raffigurato è corretto (C) o scorretto (S).**

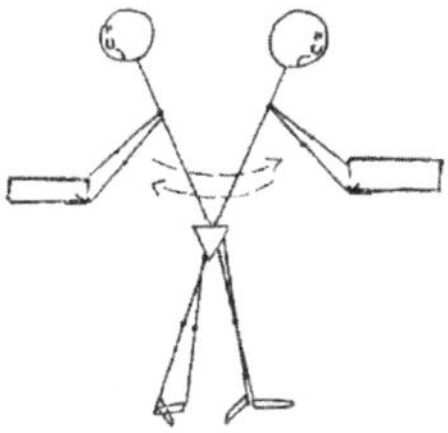

1. ___

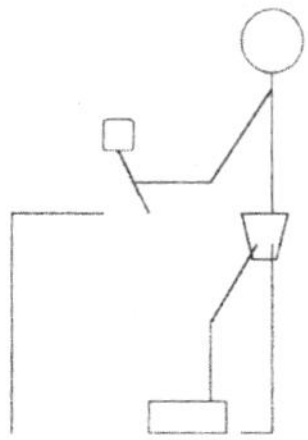

2. ___

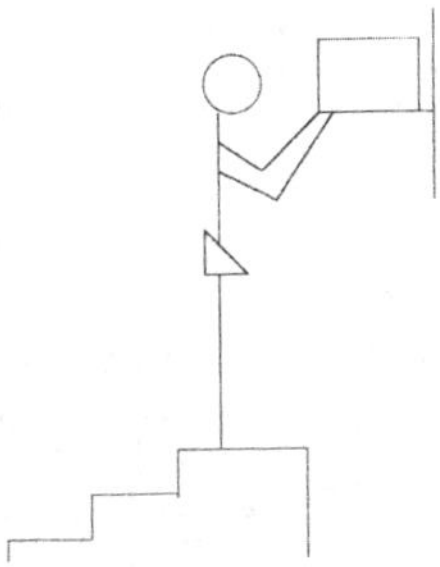

3. ___

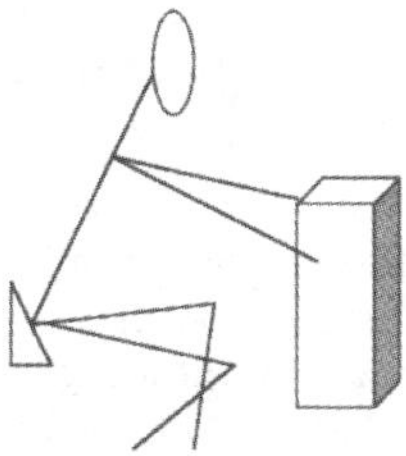

4. ___

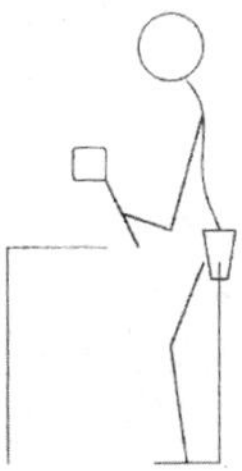

5. ___

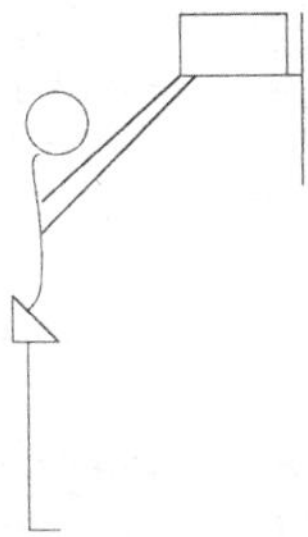

6. ___

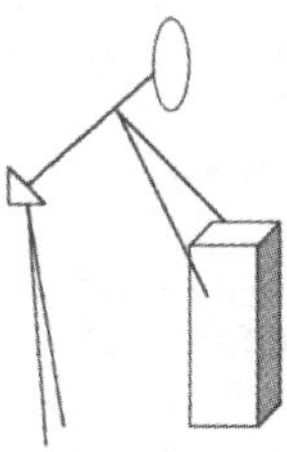

7. ___

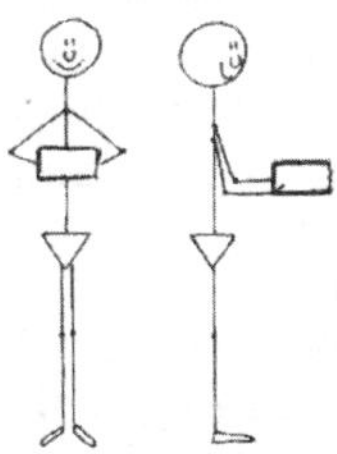

8. ___

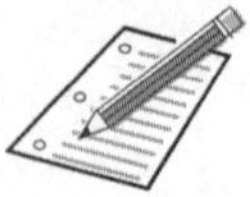

Risposte

1 a

2 Vero

3 Falso

Da una prevenzione di carattere oggettivo si è passati a una prevenzione di carattere soggettivo.

4 b

È definita prevenzione di carattere soggettivo una prevenzione che si caratterizza per una modalità di azione che privilegia l'analisi preventiva e la valutazione del rischio.

5 c

6 Falso

La gestione della sicurezza non può prescindere dall'informazione e dalla formazione dei lavoratori relativamente ai rischi connessi alle attività svolte.

7 d

Al datore di lavoro sono attribuite le seguenti funzioni:
- la valutazione dei rischi e l'identificazione delle misure di prevenzione e protezione;
- la stesura del programma di attuazione delle misure di prevenzione e protezione;
- la designazione del Responsabile del Servizio di Prevenzione e Protezione, del medico competente, degli addetti alle emergenze;
- la convocazione della riunione periodica;
- la formazione e l'informazione dei lavoratori;
- la consultazione del rappresentante dei lavoratori per la sicurezza;
- il presidio del rispetto delle norme di sicurezza;
- la fornitura dei dispositivi di protezione individuale;
- la consegna al lavoratore della copia della cartella sanitaria al momento della cessazione del rapporto di lavoro.

8

Figura coinvolta nell'organizzazione della prevenzione	Peculiarità della figura
Il preposto	Sovraintende per funzione a un'attività. Fa osservare specifiche misure di prevenzione e protezione, vigila sul rispetto delle norme di sicurezza, segnala eventuali carenze e insufficienze relativamente alla sicurezza
Il medico competente	Esplica attività di sorveglianza sanitaria obbligatoria per alcune categorie di lavoratori
Il dirigente	Predispone misure di sicurezza, fornisce istruzioni finalizzate a una migliore effettuazione delle attività lavorative, vigila sul rispetto delle norme di sicurezza, incarica le figure specifiche per mansioni di vigilanza e controllo
Il responsabile dei lavoratori per la sicurezza	Verifica l'applicazione delle norme di sicurezza, propone attività preventive e formative, segnala al responsabile aziendale quanto attiene ai rischi individuati, ricorre alle autorità competenti nelle circostanze in cui le misure di prevenzione e protezione non siano idonee

9 **Falso**

Il significato dell'acronimo SPP è Servizio di Prevenzione e Protezione.

10 b

11 b

12 **Vero**

13 **Falso**

Il pericolo può essere attinente all'attività lavorativa svolta o al contesto in cui il lavoratore opera per svolgere attività lavorative.

14 b

In ambito sanitario i rischi identificabili sono raggruppabili in quattro grandi tipologie: il rischio biologico, il rischio fisico, il rischio chimico, il rischio organizzativo-procedurale.

15

Gruppo	Caratteristiche degli agenti biologici
Gruppo 3	Le malattie che possono conseguire all'azione degli agenti biologici di questo gruppo sono gravi ed è importante il rischio per i lavoratori
Gruppo 4	Gli agenti biologici sono responsabili di patologie gravi e il rischio sia per i lavoratori che per la comunità è elevato
Gruppo 1	Gli agenti biologici hanno poche probabilità di causare malattia
Gruppo 2	Gli agenti biologici possono dare origine a malattia. Il rischio per i lavoratori è concreto, ma sono poche le probabilità di una diffusione alla comunità

16 **Falso**

L'infettività esprime la quantità di microrganismi necessari a determinare un'infezione nel 50% delle cavie animali. La capacità dell'agente biologico di causare malattia dopo essere venuto a contatto con l'organismo esprime invece la patogenicità.

17 **Falso**

La neutralizzabilità esprime la possibilità di contare sull'impiego di strumenti preventivi, quali per esempio i vaccini, nonché terapeutici.

18

Virus dell'epatite B **ematica**
Virus dell'epatite A **orale**

19 **delle precauzioni universali**

20 a

21 c

22 **Falso**

Al rischio fisico sono riconducibili tutti i possibili danni per l'organismo conseguenti all'esposizione all'elettricità, alle radiazioni ionizzanti e non, ma anche al rumore, alle vibrazioni e al microclima.

23 b

Il tempo di esposizione alla sostanza considerata, la quantità e la concentrazione della medesima.

24

1. inalazione
2. ingestione
3. contatto

25

Frasi R **rischio**
Frasi S **sicurezza**

26 b

Le caratteristiche dell'ambiente di lavoro, le caratteristiche del carico, le caratteristiche dello sforzo fisico.

27

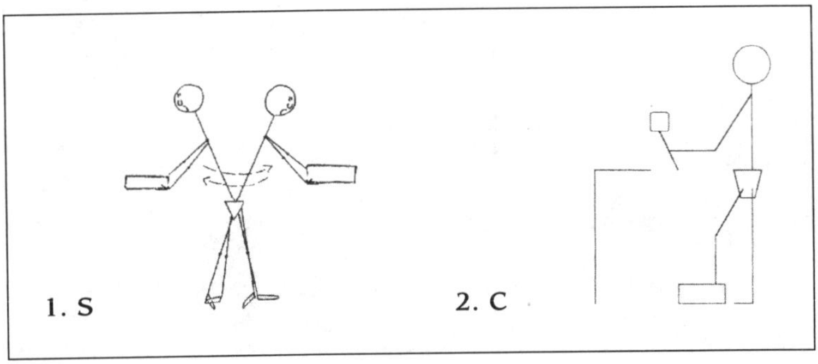

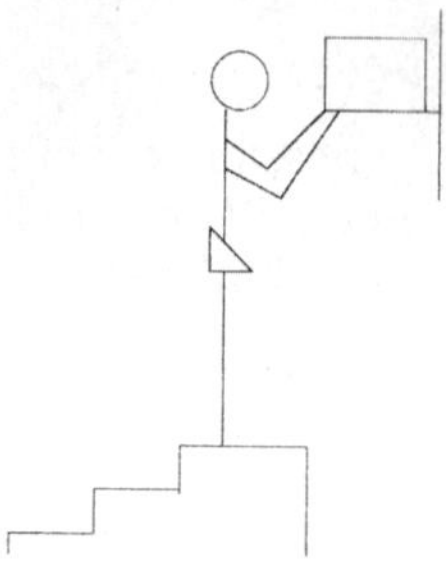

3. C

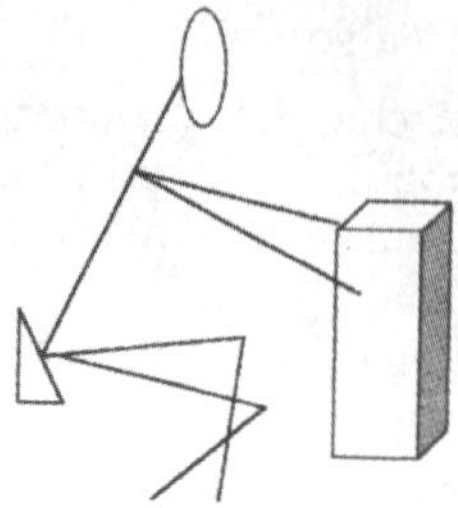

4. C

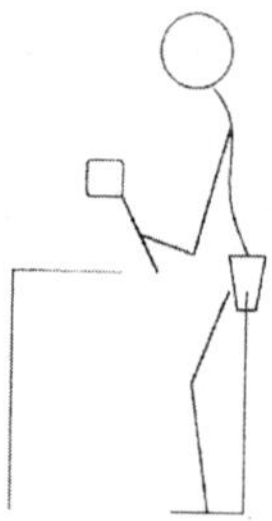

5. S

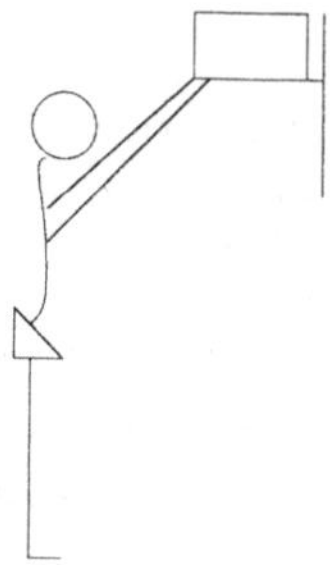

6. S

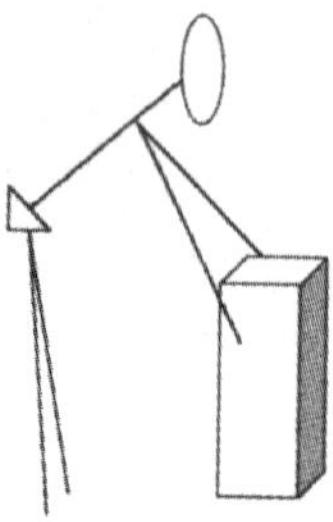

7. S

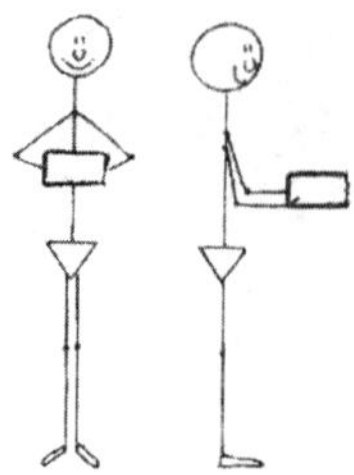

8. C

ELEMENTI DI IGIENE

Nota. *Salvo diverse indicazioni, la risposta esatta per ciascun item è da considerarsi una sola.*

1 **L'igiene è quella branca della medicina che mira alla tutela della salute individuale e collettiva mediante:**

- ☐ **a** la cura
- ☐ **b** la cura e la prevenzione
- ☐ **c** la prevenzione
- ☐ **d** la prevenzione e la sorveglianza
- ☐ **e** la sorveglianza
- ☐ **f** tutte le risposte precedenti

2 **L'epidemiologia studia le misure di protezione sanitaria dei singoli individui e delle popolazioni ponendo particolare attenzione alle condizioni ambientali che possono alterare lo stato di salute.**

☐ Vero ☐ Falso

3 **La tutela dello stato di salute è condizionata da diversi fattori. Per questo, deve essere il risultato di un'azione sinergica tra specialità quali l'*epidemiologia*, la *medicina sociale*, la *sanità pubblica*, la *medicina preventiva*. Nello schema sottostante viene descritto lo specifico di tre specialità. Riportare a lato della descrizione la specialità corrispondente.**

Contenuti della specialità	Specialità
Si occupa della prevenzione delle malattie del singolo individuo	
Si occupa della prevenzione e del controllo dell'ambiente	
Affronta le malattie dal punto di vista degli effetti del rapporto tra l'uomo e l'ambiente in cui vive	

4 **L'insorgenza delle malattie infettive:**

- ☐ **a** è conseguenza dell'azione dei microrganismi
- ☐ **b** è quasi sempre conseguenza dell'azione dei microrganismi
- ☐ **c** può essere conseguenza dell'azione di microrganismi
- ☐ **d** non è quasi mai conseguenza della sola azione dei microrganismi
- ☐ **e** non è mai conseguenza dell'azione dei microrganismi

5 **In relazione alle caratteristiche strutturali specifiche e alle modalità di azione all'interno dell'organismo che li ospita, i microrganismi vengono distinti in *virus*, *batteri*, *miceti*, *protozoi*. I batteri, nello specifico, sono microrganismi molto piccoli, visibili al microscopio elettronico, che per vivere e riprodursi necessitano di una struttura complessa qual è la cellula, all'interno della quale si insediano e si sviluppano.**

☐ Vero ☐ Falso

6 **Ai microrganismi è sufficiente essere ospitati nell'organismo con cui entrano in contatto per provocare la malattia.**

☐ Vero ☐ Falso

7 **Le condizioni necessarie per la sopravvivenza e la riproducibilità dei microrganismi all'interno dell'organismo che li ospita sono:**

- ☐ **a** tre
- ☐ **b** quattro
- ☐ **c** cinque
- ☐ **d** sei
- ☐ **e** nessuna delle risposte precedenti

8 **I microrganismi:**

- ☐ **a** crescono bene a temperature di 35 °C; a temperature basse la loro riproduzione rallenta, mentre a temperature inferiori a 9 °C si arresta
- ☐ **b** crescono bene a temperature di 36 °C; a temperature basse la loro riproduzione rallenta, mentre a temperature inferiori a 10 °C si arresta
- ☐ **c** crescono bene a temperature di 37 °C; a temperature basse la loro riproduzione rallenta, mentre a temperature inferiori a 11 °C si arresta
- ☐ **d** crescono bene a temperature di 38 °C; a temperature basse la loro riproduzione rallenta, mentre a temperature inferiori a 12 °C si arresta

- ☐ e crescono bene a temperature di 39 °C; a temperature basse la loro riproduzione rallenta, mentre a temperature inferiori a 15 °C si arresta
- ☐ f nessuna delle risposte precedenti

9 **Le temperature molto alte sono incompatibili con la sopravvivenza dei microrganismi. La temperatura oltre la quale essi non sopravvivono è:**

- ☐ a 60 °C
- ☐ b 70 °C
- ☐ c 80 °C
- ☐ d 90 °C
- ☐ e 100 °C

10 **Le modalità e le circostanze che concorrono a realizzare la trasmissione dei microrganismi pongono in essere quella che viene definita *catena epidemiologica*. Gli elementi che la compongono sono:**

- ☐ a due
- ☐ b tre
- ☐ c quattro
- ☐ d cinque
- ☐ e sei

11 **Le fonti di infezioni più significative sono rappresentate dall'uomo e dagli animali e possono essere differenziate in: *portatore precoce, portatore sano, portatore malato, portatore convalescente, portatore cronico*. Nello schema sottostante sono descritte le caratteristiche di ognuna di queste tipologie. Riportare a lato della descrizione la fonte d'infezione corrispondente.**

Fonte d'infezione	Caratteristiche della fonte d'infezione
	Ospita stabilmente o temporaneamente il microrganismo pur non sviluppando malattia
	Non più malato; non ha ancora concluso l'eliminazione dei microrganismi responsabili della malattia
	Ristabilito dalla malattia continua a espellere i microrganismi che hanno determinato la sua insorgenza

►

	È nel periodo di malattia
	È nel periodo che va dal momento in cui è venuto in contatto con i microrganismi al momento in cui la malattia si manifesta

12 **I vettori sono mezzi inanimati il cui ruolo è quello di trasportare il microrganismo dalla fonte di infezione all'oggetto dell'infezione.**

☐ Vero ☐ Falso

13 **Il principale veicolo di infezione è rappresentato:**

☐ **a** dall'aria
☐ **b** dall'acqua
☐ **c** dal suolo
☐ **d** dagli alimenti
☐ **e** dalle mani

14 **La trasmissione dei microrganismi può avvenire in maniera diretta e indiretta. Nel primo caso necessita di veicoli o vettori; nel secondo caso il contatto si verifica tra la fonte e l'oggetto.**

☐ Vero ☐ Falso

15 **La profilassi delle malattie infettive può essere distinta in: diretta, indiretta e specifica. L'isolamento è una misura di profilassi:**

☐ **a** specifica
☐ **b** indiretta
☐ **c** diretta
☐ **d** sia diretta che indiretta

16 **L'isolamento è un'importante misura di profilassi delle malattie infettive. L'osservazione delle norme basilari dell'igiene costituisce il fondamento delle misure di isolamento. Il CDC ha elaborato e periodicamente rivisto le linee guida relative alle norme di isolamento in ospedale. In queste linee guida sono contenute precauzioni, ordinate su due livelli, a cui operatori, malati e visitatori si devono attentamente attenere. Il primo livello riguarda le *precauzioni standard*; il secondo, invece, le *precauzioni basate sulla modalità di trasmissione*. Le precauzioni standard devono essere usate per la cura di:**

☐ **a** pazienti considerati a rischio di diffusione di malattie infettive
☐ **b** tutti i pazienti ospedalizzati

☐ **c** pazienti le cui difese immunitarie sono abbassate e la suscettibilità alle infezioni aumentata
☐ **d** tutte le risposte precedenti

17 **Le infezioni ospedaliere sono infezioni contratte:**
☐ **a** dal malato dopo la sua permanenza in ospedale
☐ **b** dal malato durante la sua permanenza in ospedale
☐ **c** dal malato durante la sua permanenza in ospedale e talvolta anche dagli operatori
☐ **d** a; b
☐ **e** dal malato durante e dopo la sua permanenza in ospedale, e mai dagli operatori

18 **Le infezioni ospedaliere si manifestano in genere nel corso della degenza.**
☐ Vero ☐ Falso

19 **La profilassi delle infezioni ospedaliere, a differenza di quella delle malattie infettive, è solo diretta.**
☐ Vero ☐ Falso

20 **Sulla cute sono solitamente presenti due tipologie di microrganismi: quelli che rappresentano la flora residente e quelli che rappresentano la flora transitoria. Sottolineare le parti non corrette nella descrizione delle caratteristiche distintive di ciascuna tipologia di flora batterica.**
La flora residente è costituita da microrganismi Gram negativi anaerobi. Questi microrganismi vivono e si moltiplicano sulla cute e, anche se veicolati all'interno dell'organismo attraverso procedure invasive, in genere non danno luogo a infezioni.
La flora transitoria è composta da microrganismi Gram negativi e positivi anaerobi e aerobi che non sopravvivono sulla cute per più di 24 ore. Se quest'ultimi, veicolati dalle mani, entrano in contatto con un soggetto suscettibile, sono in grado di provocare infezioni con estrema facilità.

21 **Il lavaggio delle mani è una fondamentale misura di profilassi delle infezioni ospedaliere. L'Organizzazione Mondiale della Sanità ha individuato:**
☐ **a** tre momenti
☐ **b** cinque momenti
☐ **c** sette momenti
☐ **d** nove momenti

22 **Prima e dopo essere entrati in contatto fisico diretto con il paziente, per esempio aiutandolo nelle attività di vita quo-**

tidiana, nel camminare e nel lavarsi, non è indicato e neppure necessario il lavaggio delle mani.

☐ Vero ☐ Falso

23 **Il lavaggio delle mani non basta a favorire la prevenzione delle infezioni. Accanto a ciò sono necessari alcuni accorgimenti. Individuare tra quelli indicati quelli non corretti (*tre risposte*).**

☐ **a** Le unghie devono essere mantenute corte e pulite
☐ **b** Non devono essere portate unghie artificiali nelle attività che comportano un contatto diretto con la persona assistita
☐ **c** È indicato l'uso a giorni alterni di una crema o di una lozione protettiva
☐ **d** Deve essere utilizzata acqua calda per il risciacquo delle mani
☐ **e** Le mani devono essere lavate di routine con acqua e sapone prima o dopo l'utilizzo di un prodotto a base alcolica
☐ **f** Dopo averle frizionate con un prodotto a base alcolica o dopo averle lavate con acqua e sapone, lasciare asciugare le mani completamente prima di indossare i guanti

24 **L'igiene delle mani nei momenti indicati dipende dall'uso o meno dei guanti.**

☐ Vero ☐ Falso

25 **L'igiene delle mani può essere effettuata con acqua e sapone o con soluzione alcolica. L'uso della sostanza antisettica a base alcolica:**

☐ **a** sostituisce il lavaggio delle mani con acqua e sapone antisettico
☐ **b** può sostituire il lavaggio delle mani con acqua e sapone antisettico
☐ **c** non sostituisce il lavaggio delle mani con acqua e sapone antisettico
☐ **d** deve essere associato al lavaggio delle mani con acqua e sapone

26 **Il lavaggio delle mani con acqua e sapone può essere effettuato in qualsiasi lavandino purché di materiale non poroso.**

☐ Vero ☐ Falso

27 **Il lavaggio delle mani con acqua e sapone si realizza attraverso una precisa sequenza di passaggi. Di seguito vengo-**

no riportate le figure rappresentanti i diversi passaggi. Numerarle da 0 a 10 nella sequenza corretta.

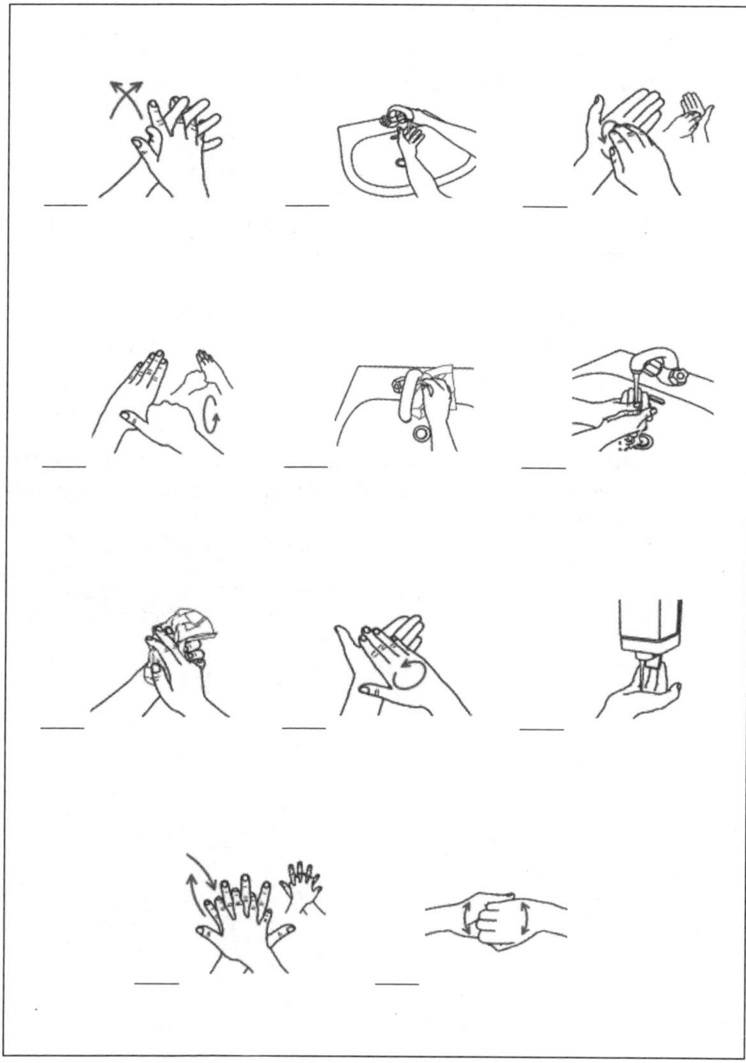

28 **La durata della procedura per l'igiene delle mani con acqua e sapone è di:**

- ☐ **a** 20-40 secondi
- ☐ **b** 40-60 secondi
- ☐ **c** 60-80 secondi
- ☐ **d** 80-100 secondi

29 **La durata della procedura per l'igiene delle mani con soluzione alcolica è di:**

- ☐ **a** 30-40 secondi
- ☐ **b** 40-50 secondi
- ☐ **c** 50-60 secondi
- ☐ **d** nessuna delle risposte precedenti

30 **I guanti sono un importante mezzo di prevenzione perché creano una vera e propria barriera fisica. Lo scopo del loro uso è quelli di separare la cute delle mani dell'operatore dall'ambiente esterno. Essi, pertanto, vanno considerati non solo come presidi utili alla prevenzione delle infezioni (tutela del malato), ma, proprio per questo, anche come dispositivi di protezione individuale (tutela dell'operatore). Per questo devono essere sempre usati. Quanto contenuto in questa ultima affermazione è:**

☐ Vero ☐ Falso

31 **Di seguito vengono riportate alcune attività. Indicare con una x nella colonna corrispondente la necessità o meno dell'uso dei guanti.**

Attività	Sono indicati guanti puliti	Non sono indicati i guanti
Svuotare il pappagallo		
Manipolare / pulire la strumentazione		
Misurare la temperatura corporea		
Lavare o vestire il paziente		
Trasportare il paziente		
Manipolare i rifiuti		
Pulire schizzi di liquidi corporei		
Distribuire i pasti e raccogliere le stoviglie		
Cambiare le lenzuola		
Spostare i mobili all'interno della camera del paziente		

32 La disinfezione è l'insieme delle misure attuate al fine di ridurre a un livello zero il numero dei microrganismi capaci di provocare malattia presenti su una superficie o nell'ambiente.

☐ Vero ☐ Falso

33 Si parla di *disinfezione* quando le misure finalizzate a ridurre i microrganismi vengono attuate su un tessuto vivente, come per esempio la cute, e di *antisepsi* quando le stesse vengono, invece, attuate su una superficie o uno strumento.

☐ Vero ☐ Falso

34 La disinfezione può essere distinta in tre diversi livelli: *basso, medio* e *alto livello*. Nello schema sottostante vengono descritte le caratteristiche di ognuno di essi. Riportare accanto a ciascuna descrizione il livello di disinfezione corrispondente.

Caratteristiche del livello di disinfezione	Livello di disinfezione
	Riduce a una percentuale molto bassa la presenza di batteri, molto bassa e non pari a zero, perché quelli in forma vegetativa riescono a resistere
	Elimina un consistente numero di batteri, alcuni tipi di virus, e alcune tipologie di miceti. Non è però sufficiente a garantire l'eliminazione di batteri che per loro natura e caratteristiche sono particolarmente resistenti
	Elimina un gran numero di batteri, la maggior parte dei virus e dei miceti. Non si riescono però a eliminare i batteri che al momento della disinfezione si trovano in una condizione particolare del loro essere (forma vegetativa)

35 La decisione sul livello di disinfezione o su altre misure da attuare dipende dalla criticità del materiale che deve essere sottoposto a trattamento. Individuare tra quelli elencati i materiali considerati non critici (*due risposte*).

☐ **a** lenzuola, coperte

- ☐ **b** endoscopi
- ☐ **c** strumenti chirurgici
- ☐ **d** padelle, pappagalli

36 **Per usare le sostanze disinfettanti:**

- ☐ **a** deve essere aggiunta acqua
- ☐ **b** può essere aggiunta acqua
- ☐ **c** l'aggiunta di acqua dipende dal tipo di sostanza disinfettante
- ☐ **d** non deve essere aggiunta acqua

37 **Alcuni disinfettanti possono essere utilizzati anche dopo la data di scadenza.**

☐ Vero ☐ Falso

38 **Se non ci sono specifiche indicazioni sulla scheda tecnica, il tempo di mantenimento dell'efficacia della sostanza disinfettante è limitato a un periodo temporale specifico in considerazione del quale la medesima può essere impiegata fino a:**

- ☐ **a** sette giorni dall'apertura
- ☐ **b** dieci giorni dall'apertura
- ☐ **c** quindici giorni dall'apertura
- ☐ **d** venti giorni dall'apertura
- ☐ **e** un mese dall'apertura

39 **La sterilizzazione, insieme delle misure attuate allo scopo di ridurre a percentuali molto basse la presenza di microrganismi viventi, conta diversi metodi: fisici, chimici liquidi e gassosi. La sterilizzazione con ossido di etilene rientra tra i metodi:**

- ☐ **a** fisici
- ☐ **b** chimici liquidi
- ☐ **c** chimici gassosi
- ☐ **d** chimici liquidi e gassosi

40 **Le fasi che caratterizzano la preparazione del materiale alla disinfezione/sterilizzazione sono sette: *decontaminazione*, *asciugatura*, *raccolta*, *pulizia*, *controllo e manutenzione*, *selezione*, *risciacquo*. Riordinare le diverse fasi secondo la sequenza corretta.**

1. ______________________________
2. ______________________________
3. ______________________________
4. ______________________________
5. ______________________________

6. ____________________
7. ____________________

41 **Il confezionamento del materiale cambia in relazione alla tipologia dello stesso, ma anche al tipo di processo di sterilizzazione cui il medesimo deve essere sottoposto. Questa operazione è importante tanto quanto quella di preparazione perché se ben effettuata permette al materiale di mantenere la sterilità raggiunta fino al momento dell'uso. Quando si effettua la scelta della busta è importante tenere presente che il contenuto non deve occupare:**
- ☐ **a** più di metà del volume della busta
- ☐ **b** più di 1/3 del volume della busta
- ☐ **c** più di 2/3 del volume della busta
- ☐ **d** meno di metà del volume della busta
- ☐ **e** più di 3/4 del volume della busta

42 **Il materiale confezionato con carta kraft-polietilene mantiene la sterilità per:**
- ☐ **a** 15 giorni
- ☐ **b** 30 giorni
- ☐ **c** 40 giorni
- ☐ **d** 60 giorni

43 **Il materiale sterile deve essere conservato in ambienti asciutti e puliti, al riparo dalla polvere con accesso limitato e:**
- ☐ **a** tra 15 e 19 °C e a un tasso di umidità compreso tra il 35 e il 50%
- ☐ **b** tra 18 e 20 °C e a un tasso di umidità compreso tra il 30 e il 40%
- ☐ **c** tra 18 e 22 °C e a un tasso di umidità compreso tra il 35 e il 50%
- ☐ **d** al di sotto di 22 °C e a un tasso di umidità inferiore al 30%
- ☐ **e** al di sotto di 25 °C e a un tasso di umidità inferiore al 50%

44 **Se il materiale sterile viene conservato su scaffalature queste ultime devono essere poste:**
- ☐ **a** a 15-20 cm da terra, 40-60 cm dal soffitto, e a 10 cm dal muro
- ☐ **b** a 20-25 cm da terra, 40-50 cm dal soffitto, e a 15 cm dal muro
- ☐ **c** a 20-30 cm da terra, 40-50 cm dal soffitto, e a 20 cm dal muro

☐ **d** a 25-30 cm da terra, 40-60 cm dal soffitto, e a 15 cm dal muro

45 **Il materiale sterile deve essere separato dal materiale pulito ma non sterile.**

☐ Vero ☐ Falso

46 **Le confezioni sterili accidentalmente cadute a terra:**

☐ **a** non devono essere utilizzate

☐ **b** possono essere utilizzate se la confezione rimane integra

☐ **c** sono da considerare ancora sterili se la confezione è integra

☐ **d** b; c

47 **Le confezioni sterili venute a contatto con superfici bagnate possono essere utilizzate solo se la confezione non si è danneggiata, lacerata o aperta.**

☐ Vero ☐ Falso

48 **Il materiale contenuto in confezioni scadute:**

☐ **a** deve essere sottoposto nuovamente al processo di sterilizzazione

☐ **b** deve essere rilavato e sottoposto nuovamente al processo di sterilizzazione

☐ **c** deve essere rilavato e sottoposto a disinfezione

☐ **d** può essere utilizzato fino a tre giorni dopo la data di scadenza

Risposte

1 c

2 **Falso**

L'epidemiologia studia la frequenza e le modalità di diffusione delle malattie. A partire da ciò, si indicano gli interventi preventivi suggerendo le misure di protezione sanitaria dei singoli individui (salute individuale) e delle popolazioni (salute pubblica) con riferimento, per quest'ultima, a tutte quelle condizioni ambientali (lavoro, urbanizzazione, inquinamento, dissesto ecologico, trasporti) che possono alterare lo stato di salute.

3

Contenuti della specialità	Specialità
Si occupa della prevenzione delle malattie del singolo individuo	**Medicina preventiva**
Si occupa della prevenzione e del controllo dell'ambiente	**Sanità pubblica**
Affronta le malattie dal punto di vista degli effetti del rapporto tra l'uomo e l'ambiente in cui vive	**Medicina sociale**

4 a

5 **Falso**

I *batteri* sono microrganismi relativamente grandi; sono visibili al microscopio ottico, hanno capacità di vita propria e la loro sopravvivenza all'interno dell'organismo che li ospita è indipendente dalla struttura "cellula". I *virus*, invece, sono microrganismi molto piccoli, visibili al microscopio elettronico, che per vivere e riprodursi necessitano di una struttura complessa quale è la cellula, all'interno della quale si insediano e si sviluppano. I *miceti* sono ancora più grandi dei batteri e presentano una struttura più articolata di questi ultimi. Sono difficili da debellare, ma, fortunatamente, le tipologie di questi microrganismi capaci di provocare malattie nell'uomo sono poche. Infine i *protozoi*, anch'essi di dimensioni solitamente maggiori dei batteri, hanno delle modalità rigenerative molto complesse. Sono visibili al microscopio ottico.

6 **Falso**

I microrganismi per generare malattia devono insediarsi in un ospite, riprodursi e anche essere trasmessi.

7 b

La temperatura, l'ossigeno, l'umidità, il nutrimento.

8 f

I microrganismi crescono bene a 37 °C; a temperature basse la loro riproduzione rallenta, mentre a temperature inferiori a 10 °C si arresta.

9 a

10 b

La fonte di infezione, l'oggetto di infezione, i vettori e i veicoli.

11

Fonte d'infezione	Caratteristiche della fonte d'infezione
Portatore sano	Ospita stabilmente o temporaneamente il microrganismo pur non sviluppando malattia
Portatore convalescente	Non più malato; non ha ancora concluso l'eliminazione dei microrganismi responsabili della malattia
Portatore cronico	Ristabilito dalla malattia continua a espellere i microrganismi che hanno determinato la sua insorgenza
Portatore malato	È nel periodo di malattia
Portatore precoce	È nel periodo che va dal momento in cui è venuto in contatto con i microrganismi al momento in cui la malattia si manifesta

12 **Falso**

I vettori sono esseri viventi che danno ospitalità ai microrganismi e contribuiscono al compimento del ciclo biologico degli stessi (per esempio, la zanzara). I mezzi inanimati sono invece i veicoli il cui ruolo è solamente quello di veicolare il microrganismo dalla fonte all'oggetto dell'infezione.

13 e

14 **Falso**

La trasmissione è diretta quando il contatto si verifica (baci, goccioline di saliva, *droplet*, lacrime, rapporti sessuali ecc.) tra la fonte e l'oggetto. È indiretta, invece, quando necessità di veicoli o vettori.

15 c

16 b

17 c

18 **Falso**

Le infezioni ospedaliere si possono manifestare sia nel corso della degenza che dopo la dimissione.

19 **Falso**

La profilassi delle infezioni ospedaliere, così come quella delle malattie infettive può essere distinta in diretta e indiretta. La prima, come per le malattie infettive, ha come obiettivo l'azione sulla catena epidemiologica e comprende il lavaggio delle mani, la pulizia, la sanificazione, la disinfezione, la sterilizzazione. La seconda, considerata da alcuni di dubbia e comunque relativa efficacia, ha lo scopo di implementare le difese del soggetto considerato a maggior rischio di contrarre infezioni.

20

La flora residente è costituita da microrganismi **Gram negativi anaerobi** (*i microrganismi che costituiscono la flora residente sono Gram positivi aerobi*). Questi microrganismi vivono e si moltiplicano sulla cute **e, anche se veicolati** (*i termini corretti sono i seguenti: se non veicolati*) all'interno dell'organismo attraverso procedure invasive, in genere non danno luogo a infezioni.
La flora transitoria è composta da microrganismi **Gram negativi e positivi anaerobi e aerobi** (*i microrganismi che costituiscono la flora transitoria sono Gram negativi anaerobi*) che non sopravvivono sulla cute per più di 24 ore. Se quest'ultimi, veicolati dalle mani, entrano

in contatto con un soggetto suscettibile, sono in grado di provocare infezioni con estrema facilità.

21 b

Prima del contatto con il paziente, prima di una procedura asettica, dopo rischio/esposizione ad un liquido biologico, dopo il contatto con il paziente, dopo il contatto con ciò che sta attorno al paziente.

22 **Falso**

23 c; d; e

È raccomandato l'uso, almeno una volta al giorno, di una crema o di una lozione protettiva. Le mani non devono essere lavate di routine con acqua e sapone prima o dopo l'utilizzo di un prodotto a base alcolica. Non deve essere utilizzata acqua calda per il risciacquo delle mani.

24 **Falso**

L'igiene delle mani deve essere effettuata nei momenti indicati indipendentemente dall'uso dei guanti.

25 c

L'uso della sostanza antisettica a base alcolica non sostituisce il lavaggio con acqua e sapone antisettico. Il suo impiego nei momenti raccomandati è indicato quando le mani non sono visibilmente sporche. Non è raccomandato quando le mani sono contaminate da liquidi organici o visibilmente sporche, circostanze in cui è indispensabile il ricorso all'acqua e all'antisettico.

26 **Falso**

Il lavaggio delle mani con acqua e sapone deve essere effettuato in un lavandino dedicato, di materiale non poroso – facile da decontaminare, detergere e disinfettare – dotato di rubinetto a gomito o a pedale.

27 Si veda la figura sulla pagina a fronte.

28 b

29 d

La durata della procedura per l'igiene delle mani con soluzione alcolica è di 20-30 secondi.

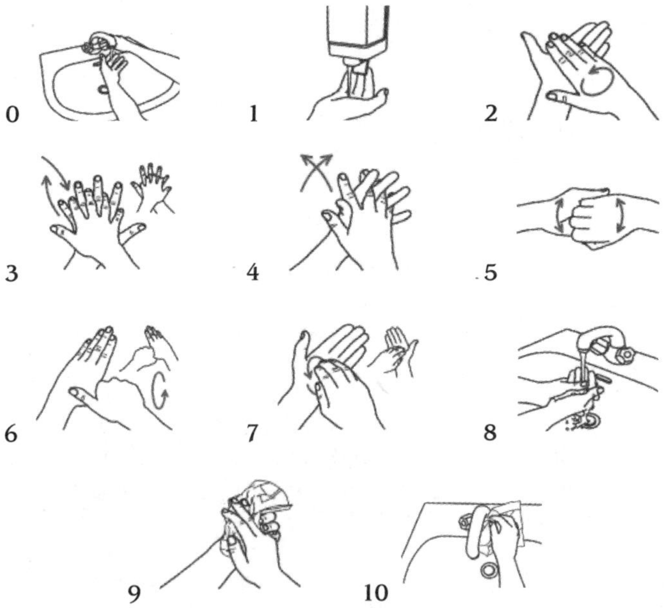

30 **Falso**

I guanti devono essere utilizzati solo nelle circostanze indicate (indicazioni OMS). Se impiegati in modo improprio rappresentano uno tra i maggiori fattori di rischio per la trasmissione di microrganismi.

31

Attività	Sono indicati guanti puliti	Non sono indicati i guanti
Svuotare il pappagallo	x	
Manipolare / pulire la strumentazione	x	
Misurare la temperatura corporea		x
Lavare o vestire il paziente		x
Trasportare il paziente		x
Manipolare i rifiutix		
Pulire schizzi di liquidi corporei	x	

Distribuire i pasti e raccogliere le stoviglie		x
Cambiare le lenzuola		x
Spostare i mobili all'interno della camera del paziente		x

32 **Falso**

La disinfezione è l'insieme delle misure attuate al fine di ridurre a un livello detto di sicurezza il numero dei microrganismi capaci di provocare malattia presenti su una superficie o nell'ambiente.

33 **Falso**

Si parla di *antisepsi* quando le misure finalizzate a ridurre i microrganismi vengono attuate su un tessuto vivente quale per esempio la cute, e di *disinfezione* quando le stesse vengono, invece, attuate su una superficie o uno strumento.

34

Caratteristiche del livello di disinfezione	Livello di disinfezione
Alto livello	Riduce a una percentuale molto bassa la presenza di batteri, molto bassa e non pari a zero, perché quelli in forma vegetativa riescono a resistere
Basso livello	Elimina un consistente numero di batteri, alcuni tipi di virus, e alcune tipologie di miceti. Non è però sufficiente a garantire l'eliminazione di batteri che per loro natura e caratteristiche sono particolarmente resistenti
Medio livello	Elimina un gran numero di batteri, la maggior parte dei virus e dei miceti. Non si riescono però a eliminare i batteri che al momento della disinfezione si trovano in una condizione particolare del loro essere (forma vegetativa)

35 a; d

36 d

L'acqua è la più comune fonte di contaminazione.

37 **Falso**

Qualsiasi sostanza disinfettante non deve essere impiegata dopo la data di scadenza.

38 a

39 c

40

1. Raccolta
2. Decontaminazione
3. Pulizia
4. Risciacquo
5. Asciugatura
6. Controllo e manutenzione
7. Selezione

41 e

42 d

43 c

44 b

45 **Vero**

46 a

47 **Falso**

Le confezioni venute a contatto con superfici bagnate non devono essere considerate sterili.

48 b

IGIENE DELL'AMBIENTE E COMFORT DOMESTICO-ALBERGHIERO

Nota. *Salvo diverse indicazioni, la risposta esatta per ciascun item è da considerarsi una sola.*

1 Le caratteristiche fisiche dell'ambiente in cui l'uomo vive determinano il microclima.

☐ Vero ☐ Falso

2 Le caratteristiche fisiche considerate sono solitamente l'umidità relativa, la velocità dell'aria e la temperatura. Le temperature ritenute favorevoli all'organismo in un ambiente confinato sono comprese tra:

☐ **a** tra 18 e 20 °C
☐ **b** tra 19 e 21 °C
☐ **c** tra 20 e 22 °C
☐ **d** tra 21 e 23 °C

3 Quando si parla di caratteristiche microbiologiche si fa esclusivo riferimento alla presenza nell'ambiente di microrganismi.

☐ Vero ☐ Falso

4 Elencare i fattori che devono essere costantemente presidiati per garantire lo scambio costante di calore tra l'uomo e l'ambiente e quindi una condizione di equilibrio degli elementi che caratterizzano il microclima.

1. ______________________________
2. ______________________________
3. ______________________________
4. ______________________________

5 L'igiene ambientale all'interno delle strutture sanitarie e non ha un'importanza rilevante. Pulizia e sanificazione non so-

no solo finalizzate a migliorare il comfort dell'ambiente, ma rappresentano anche una misura di profilassi:

- ☐ **a** diretta delle infezioni ospedaliere
- ☐ **b** indiretta delle infezioni ospedaliere
- ☐ **c** diretta e indiretta delle infezioni ospedaliere
- ☐ **d** specifica delle infezioni ospedaliere

6 **Sia con la pulizia che con la sanificazione si procede alla rimozione meccanica dello sporco da una superficie. Ciò che fa la differenza è la discrezionalità nell'uso del detergente quando ci si riferisce alla sanificazione e l'obbligatorietà dell'uso del detergente quando invece si fa riferimento alla pulizia.**

☐ Vero ☐ Falso

7 **La sanificazione è una misura di prevenzione delle infezioni che, se ben effettuata, basta da sola a ridurre la carica microbica dell'ambiente considerato di circa:**

- ☐ **a** il 50%
- ☐ **b** il 70%
- ☐ **c** l'80%
- ☐ **d** il 90%

8 **Gli igienisti sono soliti dividere la struttura ospedaliera in due aree in relazione al diverso livello di rischio.**

☐ Vero ☐ Falso

9 **Le sale operatorie sono da ritenersi aree a medio livello di rischio, mentre le aree di degenza in genere sono considerate aree a basso rischio.**

☐ Vero ☐ Falso

10 **I prodotti comunemente usati per le attività di sanificazione sono i detergenti, sostanze di origine sintetica (tensioattivi), la cui azione è quella di rimuovere lo sporco dalle superfici. Per rendere efficace questa azione, ottenendo quindi la massima detersione, devono concorrere in eguale misura:**

- ☐ **a** due elementi
- ☐ **b** tre elementi
- ☐ **c** quattro elementi
- ☐ **d** cinque elementi

11 **Il materiale generalmente impiegato (garze, mollettoni, strofinacci, frange ecc.) deve essere mantenuto sempre in luoghi dedicati, puliti, arieggiati e asciutti. Anche le spugne o**

similari possono essere utilizzate purché vengano adeguatamente lavate dopo l'uso. Il contenuto di quest'ultima affermazione è:

☐ Vero ☐ Falso

12 La pulizia dell'unità del malato deve essere eseguita quotidianamente e alla dimissione della persona assistita.

☐ Vero ☐ Falso

13 Il rifacimento del letto vuoto può essere effettuato da un solo operatore oppure da due. La procedura richiede l'effettuazione di passaggi tra loro sequenziali. Numerare secondo la sequenzialità i passaggi rappresentati nelle figure seguenti.

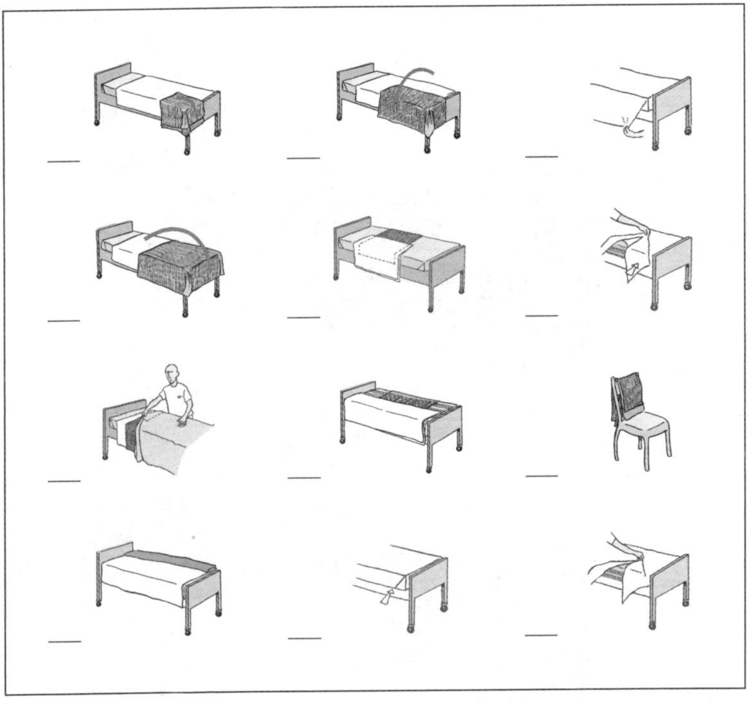

14 Il rifacimento del letto occupato deve sempre essere eseguito da due operatori.

☐ Vero ☐ Falso

15 Individuare gli errori presenti nelle immagini riportate alle pagine seguenti.

1. 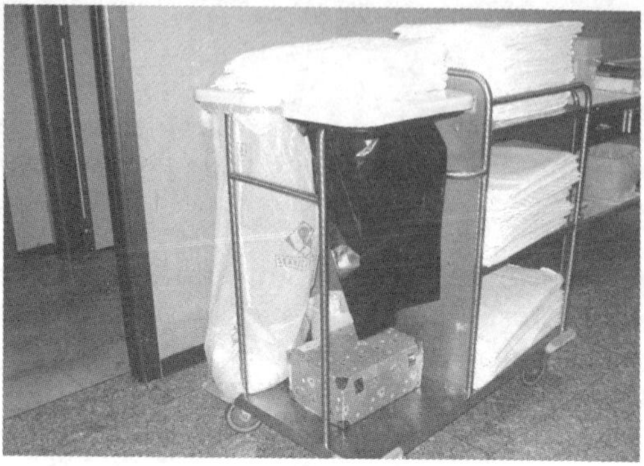

2. 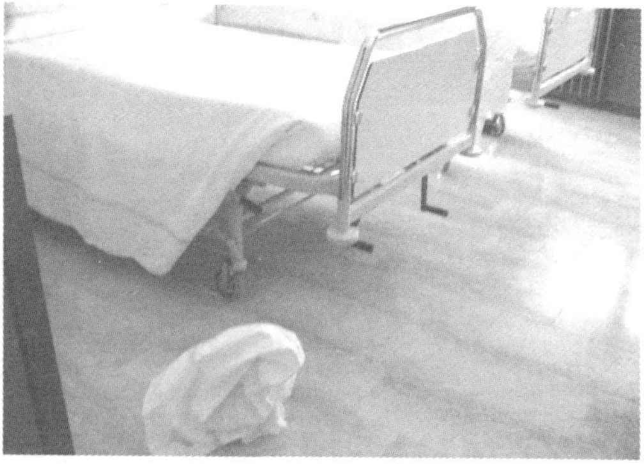

3. 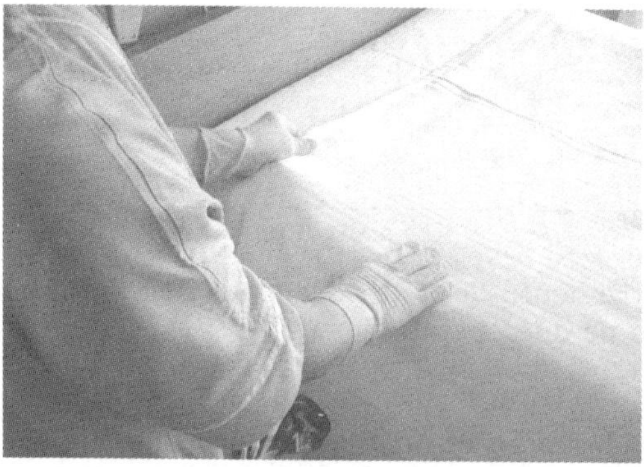

4.
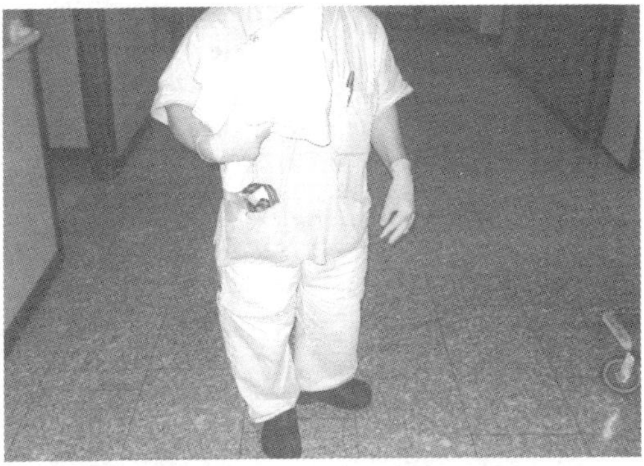

5.
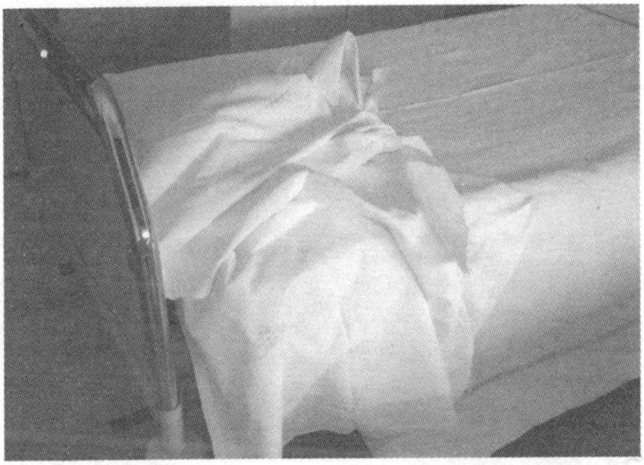

6.
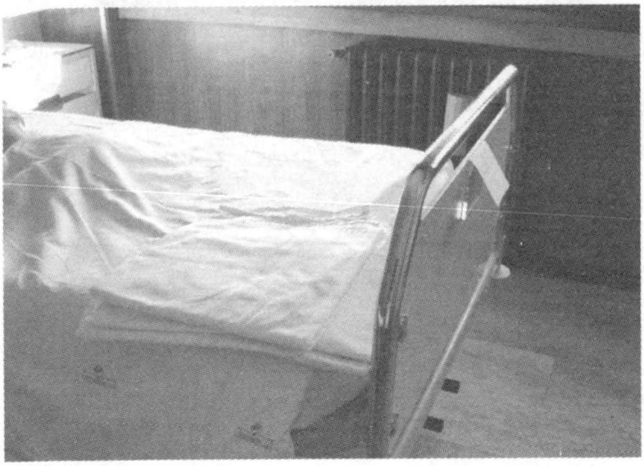

7. 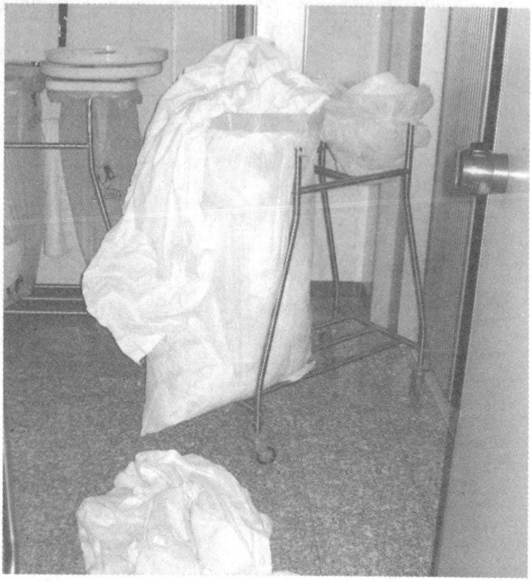

8. 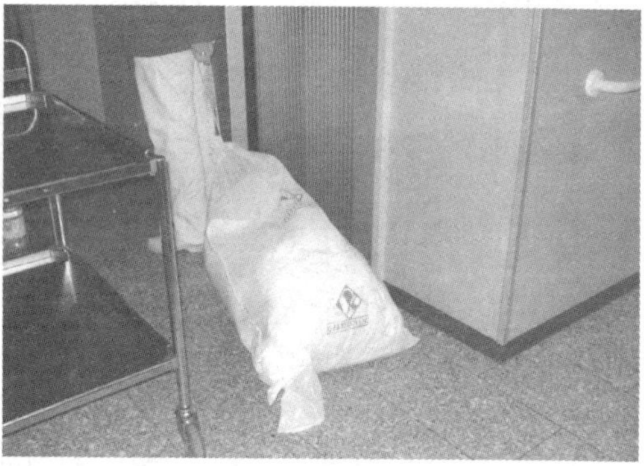

1. ______________________________
2. ______________________________
3. ______________________________
4. ______________________________
5. ______________________________
6. ______________________________
7. ______________________________
8. ______________________________

16 **I rifiuti sanitari vengono classificati da una norma specifica (D.M. 26 giugno 2000, n. 219) in:**
- ☐ **a** quattro tipologie
- ☐ **b** sei tipologie
- ☐ **c** otto tipologie
- ☐ **d** nessuna delle precedenti

17 **I rifiuti che presentano tutte le caratteristiche sotto descritte rientrano tra quelli che sono da considerarsi rifiuti sanitari pericolosi a rischio infettivo:** ***provengono da ambienti di isolamento infettivo e sono venuti a contatto con qualsiasi liquido biologico, secreto o escreto dei pazienti isolati; sono contaminati da sangue o altri liquidi biologici che contengono sangue in quantità tale da renderlo visibile; sono contaminati da feci o urine, nel caso in cui sia ravvisata clinicamente dal medico che ha in cura il paziente una patologia trasmissibile attraverso tali escreti.***

☐ Vero ☐ Falso

18 **I gessi ortopedici rientrano tra i:**
- ☐ **a** rifiuti sanitari pericolosi a rischio infettivo
- ☐ **b** rifiuti sanitari pericolosi non a rischio infettivo
- ☐ **c** rifiuti sanitari non pericolosi
- ☐ **d** rifiuti sanitari che richiedono particolari sistemi di gestione

19 **I farmaci scaduti o inutilizzabili rientrano tra i:**
- ☐ **a** rifiuti sanitari pericolosi a rischio infettivo
- ☐ **b** rifiuti sanitari pericolosi non a rischio infettivo
- ☐ **c** rifiuti sanitari non pericolosi
- ☐ **d** rifiuti sanitari che richiedono particolari sistemi di gestione

20 **I rifiuti contenenti mercurio rientrano tra i:**
- ☐ **a** rifiuti sanitari pericolosi a rischio infettivo
- ☐ **b** rifiuti sanitari pericolosi non a rischio infettivo
- ☐ **c** rifiuti sanitari non pericolosi
- ☐ **d** rifiuti sanitari che richiedono particolari sistemi di gestione

21 **I rifiuti derivanti dalla ristorazione e residui dei pasti rientrano tra i rifiuti sanitari pericolosi a rischio infettivo.**

☐ Vero ☐ Falso

22 **I rifiuti derivanti dalla preparazione dei pasti provenienti dalle cucine rientrano tra i:**

- ☐ **a** rifiuti sanitari pericolosi a rischio infettivo
- ☐ **b** rifiuti sanitari pericolosi non a rischio infettivo
- ☐ **c** rifiuti sanitari non pericolosi
- ☐ **d** rifiuti sanitari che richiedono particolari sistemi di gestione

23 **Gli assorbenti igienici, i pannolini pediatrici e i pannoloni rientrano tra i:**

- ☐ **a** rifiuti sanitari pericolosi a rischio infettivo
- ☐ **b** rifiuti sanitari pericolosi non a rischio infettivo
- ☐ **c** rifiuti sanitari non pericolosi
- ☐ **d** rifiuti sanitari che richiedono particolari sistemi di gestione

24 **Solo sui contenitori al cui interno sono raccolti i rifiuti sanitari pericolosi a rischio infettivo devono essere apposte e ben visibili etichette, non rimovibili, identificative della tipologia di rifiuti, struttura di provenienza, data di confezionamento/smaltimento.**

☐ Vero ☐ Falso

25 **Individuare gli errori presenti nelle immagini riportate di seguito.**

1. 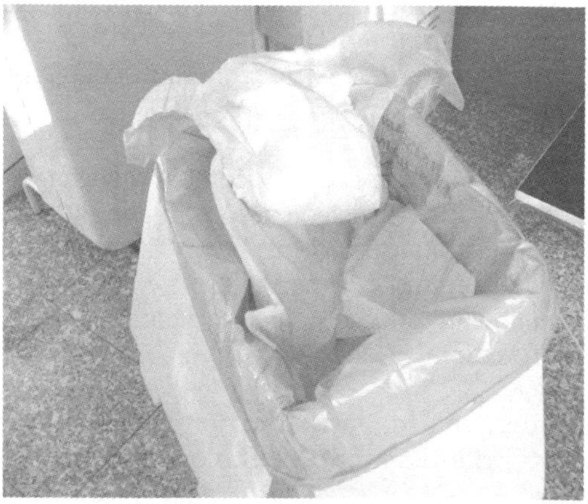

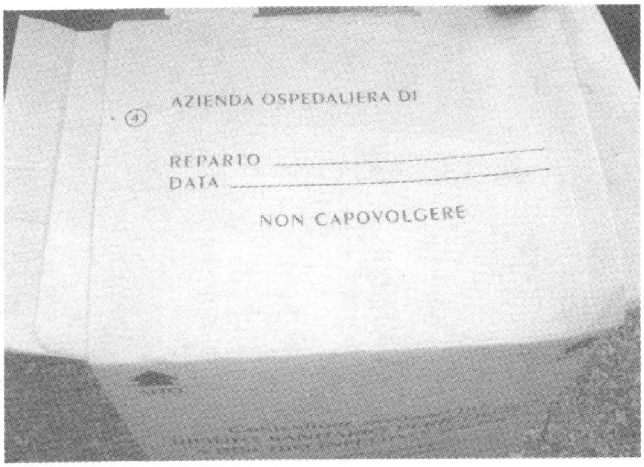

2.

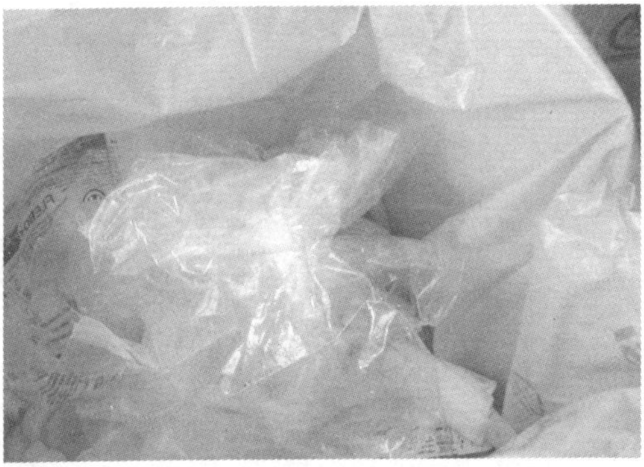

3.

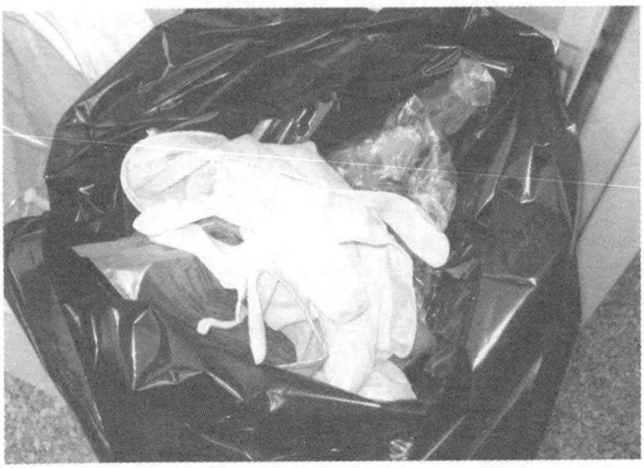

4.

5. 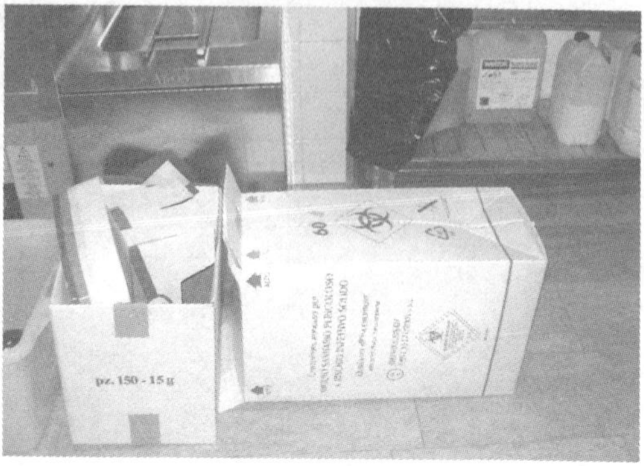
pz. 150 - 15 g

6. 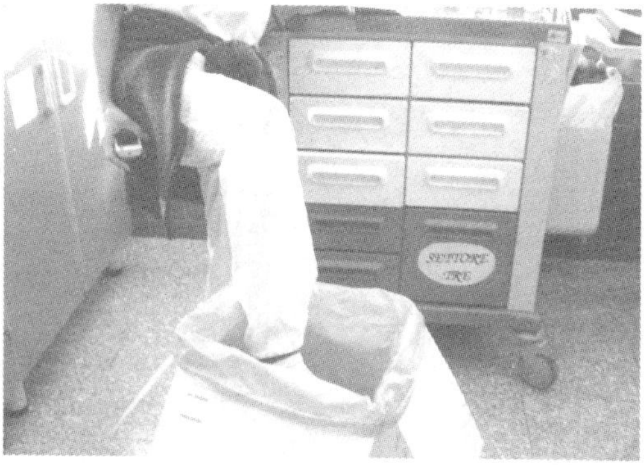
SETTORE
TRE

7. 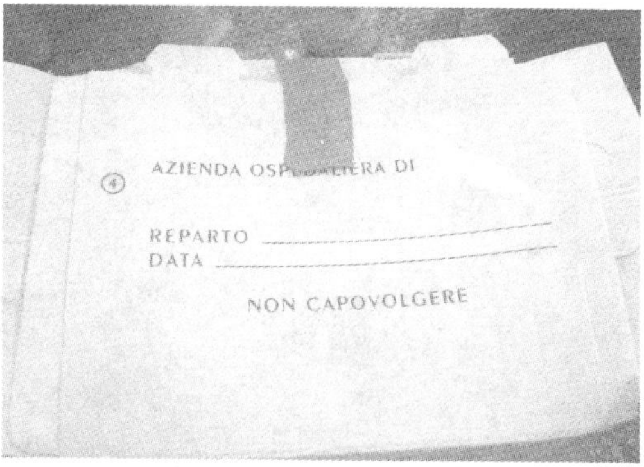
AZIENDA OSPEDALIERA DI
REPARTO
DATA
NON CAPOVOLGERE

8. 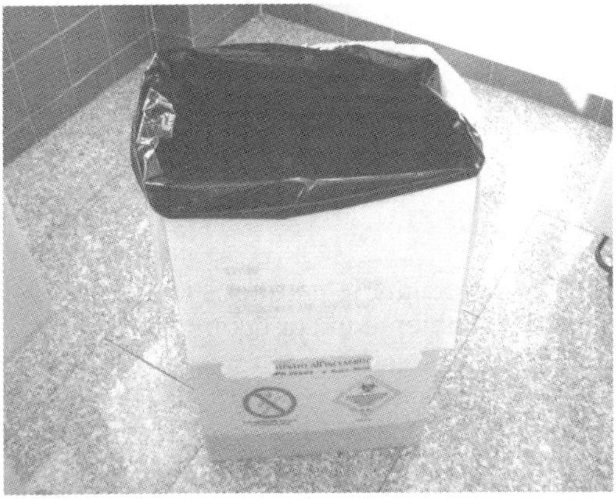

1. ______________________________
2. ______________________________
3. ______________________________
4. ______________________________
5. ______________________________
6. ______________________________
7. ______________________________
8. ______________________________

Risposte

1 **Falso**

Determinano il microclima le caratteristiche fisiche, chimiche e microbiologiche dell'ambiente in cui l'uomo si trova.

2 **a**

3 **Falso**

Quando si parla di caratteristiche microbiologiche si fa riferimento alla presenza nell'ambiente di microrganismi e di polveri.

4

1. Illuminazione
2. Ventilazione
3. Riscaldamento
4. Condizionamento

5 **a**

6 **Falso**

Ciò che fa la differenza è l'obbligatorietà nell'uso del detergente quando ci si riferisce alla sanificazione e la discrezionalità nell'uso del detergente quando invece si fa riferimento alla pulizia.

7 c

8 **Falso**

Le aree in cui, in relazione al diverso livello di rischio, è suddivisa la struttura ospedaliera sono tre: a basso, a medio e ad alto livello di rischio.

9 **Falso**

Le sale operatorie sono aree ad alto livello di rischio, mentre le aree di degenza in genere sono considerate aree a medio rischio.

10 c

L'azione chimica del prodotto, l'azione meccanica, la temperatura dell'acqua e il tempo di contatto.

11 **Falso**

Non è opportuno utilizzare spugne o similari perché si contaminano con estrema rapidità diventando così ottimi veicoli per la trasmissione di microrganismi.

12 **Vero**

13

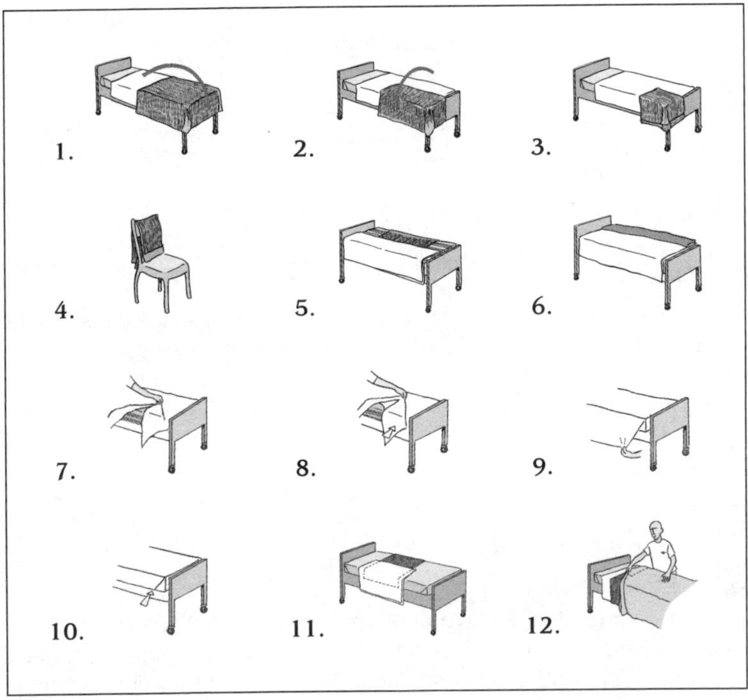

14 **Vero**

15

1. La biancheria pulita è appoggiata sul carrello della biancheria sporca.
2. La biancheria sporca è per terra.
3. Il rifacimento del letto vuoto viene effettuato con i guanti.
4. La biancheria è appoggiata al corpo dell'operatore.

5. La biancheria di un letto occupato è appoggiata su un letto libero.
6. La biancheria pulita è appoggiata su un letto occupato.
7. Il sacco della biancheria sporca è riempito troppo; viene svuotato e la biancheria in esubero messa per terra.
8. Il sacco della biancheria sporca viene trascinato; il sacco è strappato.

16 a

Rifiuti sanitari pericolosi a rischio infettivo, rifiuti sanitari pericolosi non a rischio infettivo, rifiuti sanitari non pericolosi, rifiuti sanitari che richiedono particolari sistemi di gestione.

17 **Falso**

Rientrano tra i rifiuti sanitari a rischio infettivo tutti i rifiuti che presentano almeno una delle caratteristiche indicate.

18 c

19 d

20 b

21 **Falso**

I rifiuti derivanti dalla ristorazione e residui dei pasti, esclusi quelli che provengono da pazienti affetti da malattie infettive per i quali sia ravvisata clinicamente dal medico curante una patologia trasmissibile attraverso i residui, rientrano tra i rifiuti sanitari non pericolosi.

22 c

23 c

24 **Falso**

Su tutti i contenitori, indipendentemente dalla tipologia dei rifiuti in essi contenuti, devono essere apposte e ben visibili etichette, non rimovibili, identificative della tipologia di rifiuti, struttura di provenienza, data di confezionamento/smaltimento.

25

1. Il pannolone è usato, ma asciutto, e gettato nel clinipack (sacco interno + contenitore rigido esterno).
2. Il clinipack (sacco interno + contenitore rigido esterno) non ha etichettatura ed è chiuso male.
3. All'interno del clinipack (sacco interno + contenitore rigido esterno) vi è materiale cartaceo e plastico di confezionamento.

4. Nel contenitore (sacco nero) sono stati gettati guanti in lattice.
5. I contenitori dei rifiuti sono stoccati in senso orizzontale.
6. Il contenuto del clinipack (sacco interno + contenitore rigido esterno) viene pigiato.
7. Il contenuto del clinipack (sacco interno + contenitore rigido esterno) è stato chiuso con cerotto e non ha etichettatura.
8. Al contenitore per i rifiuti sanitari pericolosi a rischio infettivo è stato tolto il sacco interno originale.

PRINCIPI GENERALI ED ELEMENTI DI ASSISTENZA

Nota. *Salvo diverse indicazioni, la risposta esatta per ciascun item è da considerarsi una sola.*

1 Secondo l'art. 1 dello Statuto dell'Organizzazione Mondiale della Sanità la salute è uno stato di completo benessere fisico e mentale e non soltanto assenza di malattia o infermità.
☐ Vero ☐ Falso

2 Gli aspetti che in modo particolarmente significativo si riflettono "sull'essere sano" sono riconducibili essenzialmente alla dimensione fisica, in assoluto la più importante, e alla dimensione psichica, indubbiamente non trascurabile.
☐ Vero ☐ Falso

3 Le dimensioni che caratterizzano "l'essere sano" possono essere distinte in: *fisica*, *emotiva*, *psichica*, *sociale*, *relazionale* e *spirituale*. Nello schema sottostante vengono descritti gli aspetti caratterizzanti ciascuna dimensione. Riportare a lato della descrizione la dimensione corrispondente.

Aspetti caratterizzanti la dimensione	Dimensione
Esprime il "contesto" in cui la persona vive e si muove (politico, economico, ambientale, culturale ecc.)	
Esprime la capacità di interazione con altre persone e con l'ambiente	
Esprime il sistema di valori	
Esprime il "funzionamento del sistema organismo"	

►

Esprime la capacità di costruire, elaborare e articolare il pensiero in modo coerente	
Esprime la capacità di gestire con equilibrio le emozioni e di farle interagire tra loro senza scompensi	

4 **Una nozione importante associabile al concetto di salute è quella relativa alla *qualità di vita*. Molte sono le definizioni che di essa gli studiosi hanno tentato di dare. Una di queste è la seguente: *percezione che un individuo ha della propria posizione nella vita, nell'ambito di una cultura e di un insieme di valori nei quali egli vive, anche in rapporto ai propri obiettivi, attese e preoccupazioni*. Tale definizione esprime:**

☐ **a** l'oggettività della percezione della qualità della vita
☐ **b** la soggettività della percezione della qualità della vita
☐ **c** la soggettività e l'oggettività della percezione della qualità della vita
☐ **d** nessuna delle risposte precedenti

5 **Molti sono gli esperti, psicologi, sociologi, pedagogisti che negli anni si sono occupati di definire e sviluppare il concetto di bisogno. Una possibile definizione è la seguente: *il bisogno è quella condizione che esprime sempre una mancanza di uno o più elementi (fame, sete, movimento, comunicazione ecc.) che costituiscono e caratterizzano le dimensioni dalle quali dipende "l'essere sano"*. Il contenuto della definizione riportata è:**

☐ Vero ☐ Falso

6 **Secondo Maslow, autorevole psicologo, l'uomo per mantenere in condizioni di equilibrio il rapporto e l'interazione tra le dimensioni che condizionano il suo benessere deve essere sempre in grado di soddisfare quelli che lui considera *bisogni fondamentali* classificati secondo una scala di priorità. Quali sono i bisogni che Maslow mette alla base e all'apice di questa scala?**

Base della scala ____________________
Apice della scala ____________________

7 **Di seguito viene riportato un pensiero di Maslow. Sottolineare le parti scorrette nell'enunciato.**

Maslow ritiene che la risposta ai bisogni di sicurezza, stima, appartenenza, autorealizzazione, possa concretizzarsi indipendentemente dalla soddisfazione dei bisogni fisiologici.

8 **Lo stato funzionale esprime la capacità della persona di effettuare tutte le attività della vita quotidiana.**
☐ Vero ☐ Falso

9 **Lo stato funzionale può essere valutato attraverso:**
☐ **a** la percezione della persona assistita
☐ **b** l'osservazione della persona assistita
☐ **c** i dati raccolti dai familiari della persona assistita
☐ **d** i dati raccolti dai familiari della persona e la percezione della persona assistita
☐ **e** attraverso l'impiego di scale di valutazione specifiche

10 **La somministrazione dei farmaci è:**
☐ **a** di esclusiva competenza dell'infermiere
☐ **b** di competenza dell'infermiere e, su indicazione di quest'ultimo, anche dell'OSS
☐ **c** di competenza dell'infermiere e anche dell'OSS come previsto dal suo profilo
☐ **d** di competenza dell'infermiere e dell'OSS su indicazione del medico che prescrive la terapia

11 **Le vie attraverso le quali i farmaci possono essere somministrati possono essere distinte in vie enterali e parenterali. La via rettale rientra in quelle parenterali.**
☐ Vero ☐ Falso

12 **La temperatura corporea è l'espressione della capacità dell'organismo:**
☐ **a** di mantenere in equilibrio la perdita di calore
☐ **b** di mantenere in equilibrio la produzione di calore
☐ **c** di mantenere costante la produzione di calore
☐ **d** di mantenere un equilibrio tra la perdita e la produzione di calore

13 **La temperatura si misura con i termometri, diversi per forme e per caratteristiche. Quelli utilizzati di solito l'esprimono in gradi Fahrenheit. Il contenuto di questa ultima affermazione è:**
☐ Vero ☐ Falso

14 **Nei termometri calibrati in gradi centigradi (Celsius):**
☐ **a** 0 corrisponde al punto di congelamento dell'acqua e 100 al punto di ebollizione
☐ **b** 0 corrisponde al punto di congelamento dell'acqua e 212 al punto di ebollizione

- ☐ c 32 corrisponde al punto di congelamento dell'acqua e 212 al punto di ebollizione
- ☐ d 32 corrisponde al punto di congelamento dell'acqua e 100 al punto di ebollizione

15 **Il tempo di posizionamento del termometro clinico a mercurio varia in relazione alla modalità scelta (rettale, ascellare, orale) e va:**

- ☐ a da 2 a 6 minuti
- ☐ b da 3 a 8 minuti
- ☐ c da 4 a 10 minuti
- ☐ d da 5 a 10 minuti

16 **Le sonde di protezione dei termometri timpanici e elettronici:**

- ☐ a sono riutilizzabili per tre volte dallo stesso paziente
- ☐ b sono riutilizzabili per due volte dallo stesso paziente
- ☐ c sono riutilizzabili dopo essere state sottoposte ad adeguata disinfezione
- ☐ d sono monouso

17 **Prima di posizionare il termometro clinico a mercurio per la misurazione ascellare della temperatura corporea è necessario scoprire l'ascella e asciugarla con una salvietta strofinando.**

☐ Vero ☐ Falso

18 **Prima di essere posizionato il termometro clinico a mercurio deve essere scosso per far abbassare la colonnina di mercurio al di sotto di:**

- ☐ a 34 °C
- ☐ b 35 °C
- ☐ c 36 °C
- ☐ d 37 °C

19 **Che cosa c'è di "potenzialmente" sbagliato nelle immagini riportate di seguito?**

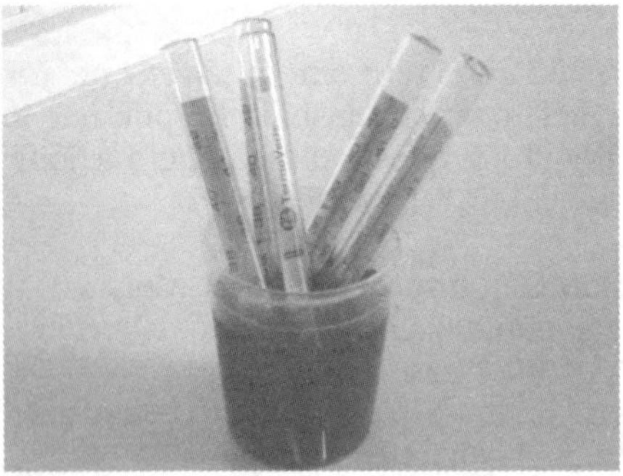

1. ____________________
____
____

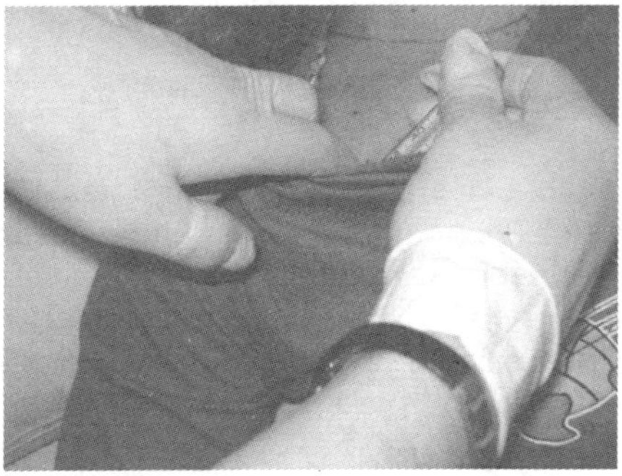

2. ______________
____
____

20 **Nella misurazione con il termometro timpanico la sonda deve essere introdotta nel condotto auricolare con cautela tirando:**
- ☐ **a** il lobo dell'orecchio in avanti e verso l'alto
- ☐ **b** il lobo dell'orecchio indietro e verso il basso
- ☐ **c** il lobo dell'orecchio in avanti e verso il basso
- ☐ **d** il lobo dell'orecchio indietro e verso l'alto

21 **Invitare la persona a urinare prima di procedere alla rilevazione del peso corporeo:**
- ☐ **a** è indicato
- ☐ **b** è suggerito, ma non è strettamente indispensabile
- ☐ **c** non è indicato
- ☐ **d** non serve

22 **Se non vi sono indicazioni specifiche, la persona deve essere pesata:**
- ☐ **a** al mattino subito dopo la colazione utilizzando una bilancia correttamente tarata e con addosso solo gli indumenti intimi
- ☐ **b** al mattino prima della colazione utilizzando una bilancia correttamente tarata e con addosso solo il pigiama
- ☐ **c** al mattino prima della colazione utilizzando sempre la stessa bilancia e con la stessa tipologia di abbigliamento
- ☐ **d** al mattino prima o dopo la colazione utilizzando sempre la stessa bilancia e con addosso solo indumenti preferibilmente leggeri

23 **L'igiene intima prima della raccolta di un campione di urine per l'esame standard è necessaria solo se la persona assistita ha appena evacuato.**

☐ Vero ☐ Falso

24 **La presenza di carta igienica nel contenitore di raccolta può determinare l'inquinamento del campione.**

☐ Vero ☐ Falso

25 **La raccolta di un campione di urine per urocoltura richiede che dopo l'effettuazione dell'igiene intima venga effettuata la detersione della zona perineale. La donna deve essere invitata a separare le grandi labbra con pollice e indice e a detergere la zona perineale con una salvietta monouso e soluzione antisettica procedendo dal meato uretrale alle grandi labbra.**

☐ Vero ☐ Falso

26 **La raccolta di un campione di urine per urocoltura richiede che dopo l'effettuazione dell'igiene intima venga effettuata la detersione della zona perineale. L'uomo, dopo avere effettuato l'igiene intima deve detergere:**

☐ **a** tutto il pene con una salvietta monouso tenendo il prepuzio retratto e il meato uretrale esposto
☐ **b** tutto il pene con una salvietta monouso tenendo il prepuzio non retratto
☐ **c** la parte finale del pene con una salvietta monouso tenendo il prepuzio retratto e il meato uretrale esposto
☐ **d** la parte finale del pene con una salvietta monouso tenendo il prepuzio non retratto

27 **Prima di procedere alla raccolta di un campione di feci per la coprocoltura o per la ricerca di sangue occulto è indicato chiedere alla persona assistita di urinare.**

☐ Vero ☐ Falso

28 **Durante l'effettuazione di una medicazione è:**

☐ **a** opportuno che nella stanza non vengano effettuate contemporaneamente altre attività
☐ **b** ininfluente che nella stanza vengano effettuate contemporaneamente altre attività
☐ **c** opportuno che nella stanza non vengano effettuate contemporaneamente attività di pulizia
☐ **d** opportuno che nella stanza non vengano effettuate contemporaneamente attività di rifacimento del letto

29 **Per la ricomposizione della salma non devono essere utilizzati tamponi per gli orifizi.**

☐ Vero ☐ Falso

30 **Durante la ricomposizione dalla salma devono essere rimosse solo le infusioni.**

☐ Vero ☐ Falso

Risposte

1 **Falso**

Secondo l'art. 1 dello Statuto dell'Organizzazione Mondiale della Sanità la salute è uno stato di completo benessere fisico, mentale e sociale e non soltanto assenza di malattia o infermità.

2 **Falso**

3

Aspetti caratterizzanti la dimensione	Dimensione
Esprime il "contesto" in cui la persona vive e si muove (politico, economico, ambientale, culturale ecc.)	**Sociale**
Esprime la capacità di interazione con altre persone e con l'ambiente	**Relazionale**
Esprime il sistema di valori	**Spirituale**
Esprime il "funzionamento del sistema organismo"	**Fisica**
Esprime la capacità di costruire, elaborare e articolare il pensiero in modo coerente	**Psichica**
Esprime la capacità di gestire con equilibrio le emozioni e di farle interagire tra loro senza scompensi	**Emotiva**

4 b

5 **Falso**

Il bisogno è quella condizione che esprime la mancanza totale o parziale, oppure la carenza di uno o più elementi (fame, sete, movimento, comunicazione ecc.) che costituiscono e caratterizzano le dimensioni dalle quali dipende "l'essere sano".

6

Base della scala: bisogni fisiologici.
Apice della scala: bisogno di autorealizzazione.

7

Maslow ritiene che la risposta ai bisogni di sicurezza, stima, appartenenza, autorealizzazione, **possa concretizzarsi indipendentemente dalla soddisfazione dei bisogni fisiologici** (*i termini corretti dell'enunciato sono i seguenti: possa concretizzarsi solo conseguentemente alla soddisfazione dei bisogni fisiologici*).

8 Falso

Lo stato funzionale esprime la capacità della persona di effettuare le attività di base della vita quotidiana irrinunciabili alla soddisfazione dei bisogni fondamentali.

9 e

10 a

11 Falso

La via rettale rientra nelle vie enterali come la via orale e quella sublinguale. Nelle vie parenterali rientrano invece la via intramuscolare, la via venosa, la via sottocutanea e la via intradermica.

12 d

13 Falso

I termometri utilizzati più frequentemente sono calibrati in gradi centigradi (Celsius).

14 a

15 b

16 d

17 Falso

L'ascella deve essere asciugata tamponando e mai strofinando.

18 b

19

1. I termometri sono conservati in immersione nella soluzione disinfettante.
2. L'operatore indossa i guanti per misurare la temperatura corporea.

20 d

21 a

22 c

23 **Falso**

L'igiene intima va sempre effettuata prima di procedere alla raccolta di un campione di urine, anche se per un esame standard.

24 **Vero**

25 **Falso**

La direzione corretta non è dal meato alle grandi labbra, ma dall'alto (inizio delle grandi labbra) verso il meato urinario.

26 c

27 **Vero**

La presenza di urine nel contenitore di raccolta può determinare l'inquinamento del campione.

28 a

29 **Vero**

30 **Falso**

Dalla salma, se non vi sono indicazioni specifiche, devono essere rimossi cateteri, drenaggi, sonde, infusioni.

ASSISTENZA ALLA PERSONA NELLE CURE IGIENICHE

Nota. *Salvo diverse indicazioni, la risposta esatta per ciascun item è da considerarsi una sola.*

1 I fattori che possono condizionare la capacità di ogni persona di soddisfare in modo autonomo e secondo le proprie abitudini il bisogno di igiene e cura personale sono numerosi. Tra questi, alcuni sono la funzionalità neuro-motoria, la funzionalità sensoriale, la funzionalità cognitivo- percettiva. Per assicurare la soddisfazione del bisogno descritto:

- ☐ **a** l'integrità della funzione neuro-motoria ha un'importanza maggiore delle altre
- ☐ **b** l'integrità della funzione sensoriale ha un'importanza maggiore delle altre
- ☐ **c** l'integrità della funzione cognitivo-percettiva ha un'importanza maggiore delle altre
- ☐ **d** l'integrità di tutte le funzioni citate ha eguale importanza

2 La cultura è poco influente sulle modalità di espressione e di soddisfazione del bisogno di igiene e cura personale.

☐ Vero ☐ Falso

3 La cute, struttura di rivestimento e protezione, è l'organo più esteso di tutto l'organismo.

☐ Vero ☐ Falso

4 La cute si caratterizza per la sovrapposizione di tre strati: l'*epidermide*, il *derma* e l'*ipoderma* (sottocute). Nello schema seguente vengono descritte le caratteristiche di ciascuno strato. Indicare a lato della descrizione lo strato corrispondente.

Caratteristiche dello strato	Strato
È il più profondo dei tre strati ed è costituito da cellule adipose unite tra loro a formare raggruppamenti, ciascuno separato dall'altro da tessuto di sostegno, percorso da vasi sanguigni preposti al suo nutrimento. Lo spessore di questo strato varia considerevolmente in relazione alla sede, allo stato nutrizionale della persona e al sesso	
Strato che, visto al microscopio, permette di osservare la sovrapposizione di cinque diversi strati di cellule di morfologia differenziata in relazione al loro diverso livello di maturazione	
Strato che funge da supporto a uno dei tre strati e agli annessi cutanei. Il suo spessore risulta minore a livello di alcune zone dell'organismo in particolare	

5 **Sono annessi cutanei solo i peli, i capelli e le unghie. Non sono, invece, da considerarsi annessi cutanei le ghiandole sudoripare e quelle sebacee.**
☐ Vero ☐ Falso

6 **Dall'epidermide prendono origine i peli, i capelli e le unghie mentre le ghiandole sudoripare e le ghiandole sebacee prendono origine dall'ipoderma (sottocute).**
☐ Vero ☐ Falso

7 **Le ghiandole sudoripare si aprono nel derma attraverso i pori.**
☐ Vero ☐ Falso

8 **In situazioni fisiologiche il pH cutaneo:**
☐ **a** è tendenzialmente basico
☐ **b** è tendenzialmente acido
☐ **c** è acido
☐ **d** è basico

9 **I valori normali del pH cutaneo variano da:**
- ☐ **a** 3,5 a 5,5
- ☐ **b** 4,5 a 7
- ☐ **c** 5,5 a 7,5
- ☐ **d** 6,5 a 7
- ☐ **e** 4,5 a 6,5

10 **Sulla cute dimorano dei microrganismi che costituiscono la flora batterica transitoria.**

☐ Vero ☐ Falso

11 **Tra le funzioni riconducibili alla cute vi è quella di termoregolazione. La regolazione della temperatura corporea avviene, in particolare, attraverso due meccanismi: la vasodilatazione e la vasocostrizione.**
- ☐ **a** Con la vasodilatazione viene promosso il mantenimento del calore e con la vasocostrizione viene favorita la dispersione del calore
- ☐ **b** Con la vasodilatazione viene favorita la dispersione del calore e con la vasocostrizione viene promosso il mantenimento del calore
- ☐ **c** Con la vasodilatazione vengono promossi sia il mantenimento che la dispersione del calore, mentre con la vasocostrizione viene favorito solo il mantenimento del calore
- ☐ **d** Con la vasocostrizione vengono promossi sia il mantenimento che la dispersione del calore, mentre con la vasodilatazione viene favorita solo la dispersione del calore

12 **I capelli vanno pettinati procedendo:**
- ☐ **a** dal cuoio capelluto fino alla punta di ogni ciocca
- ☐ **b** indifferentemente in qualsiasi direzione
- ☐ **c** dalle ciocche più ingarbugliate al cuoio capelluto
- ☐ **d** secondo le preferenze espresse dalla persona assistita

13 **Nell'effettuazione dell'igiene degli occhi l'uso dei guanti:**
- ☐ **a** è sempre indicato
- ☐ **b** non è indicato
- ☐ **c** è a discrezione dell'operatore
- ☐ **d** è indicato solo in presenza di secrezioni

14 **La lente a contatto per essere posizionata correttamente può essere appoggiata su un qualsiasi dito di una mano dell'operatore.**

☐ Vero ☐ Falso

15 **Qual è la posizione corretta della lente a contatto per poterne effettuare un corretto inserimento?**

☐ A 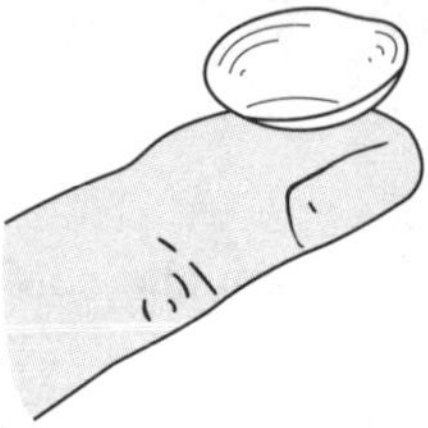

☐ B 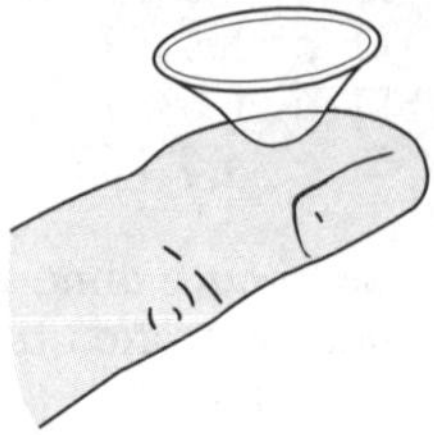

16 **Durante l'inserimento della lente a contatto la persona va invitata a:**

☐ **a** guardare in basso
☐ **b** guardare in alto
☐ **c** guardare dritto avanti
☐ **d** guardare lievemente di lato

17 **Per rimuovere correttamente le lenti a contatto rigide è necessario:**

☐ **a** aprire prima la palpebra inferiore e poi quella superiore e invitare la persona ad ammiccare
☐ **b** aprire prima la palpebra superiore e poi quella inferiore e invitare la persona ad ammiccare
☐ **c** aprire solo la palpebra inferiore e invitare la persona ad ammiccare
☐ **d** aprire solo la palpebra superiore e invitare la persona ad ammiccare
☐ **e** aprire contemporaneamente entrambe le palpebre e invitare la persona ad ammiccare

18 **Quando la persona non riesce ad ammiccare, si esercita una leggera pressione sul margine superire della lente e si afferra quello inferiore mentre la lente si stacca.**

☐ Vero ☐ Falso

19 **Prima di procedere alla rimozione delle lenti a contatto morbide è opportuno invitare la persona a guardare:**

☐ **a** in alto e di lato
☐ **b** in basso e di lato
☐ **c** in basso
☐ **d** in alto

20 **Nell'effettuazione dell'igiene delle orecchie l'uso dei guanti: è sempre raccomandato.**

☐ Vero ☐ Falso

21 **Le protesi endoauricolari devono essere pulite:**
- ☐ **a** a giorni alterni
- ☐ **b** tutti i giorni
- ☐ **c** una volta la settimana
- ☐ **d** due volte la settimana

22 **Le secrezioni nasali, quando sono in eccesso, possono favorire una riduzione delle funzioni di riscaldamento, umidificazione e depurazione dell'aria e far scemare anche il senso dell'odorato.**

☐ Vero ☐ Falso

23 **La pulizia corretta dei denti si effettua attraverso passaggi sequenziali finalizzati ad assicurare un'igiene completa di entrambe le arcate dentarie. Il primo di questi passaggi prevede che i denti vengano puliti ponendo lo spazzolino in posizione:**
- ☐ **a** obliqua e spazzolando i denti con movimenti rotatori del polso dal margine gengivale a quello incisivo
- ☐ **b** orizzontale e spazzolando i denti con movimenti del polso dal margine gengivale a quello incisivo
- ☐ **c** indifferente e spazzolando i denti con movimenti del polso dal margine incisivo a quello gengivale
- ☐ **d** indifferente e spazzolando i denti con movimenti rotatori del polso dal margine gengivale a quello incisivo
- ☐ **e** orizzontale e spazzolando i denti con movimenti rotatori del polso dal margine gengivale a quello incisivo

24 **Nella persona incosciente la cavità buccale:**
- ☐ **a** deve essere spazzolata
- ☐ **b** non deve essere spazzolata
- ☐ **c** può essere spazzolata
- ☐ **d** può non essere spazzolata
- ☐ **e** deve essere spazzolata solo su indicazione dell'infermiere

25 **Nella pulizia del cavo orale della persona portatrice di protesi dentaria:**
- ☐ **a** la protesi non deve essere rimossa e i denti devono essere puliti spazzolando le superfici esterne prima e quelle interne successivamente, secondo precisi movimenti
- ☐ **b** la protesi deve essere rimossa e i denti devono essere puliti spazzolando le superfici esterne prima e quelle interne successivamente, secondo precisi movimenti
- ☐ **c** la protesi può essere rimossa e i denti puliti

spazzolando le superfici esterne prima e quelle interne successivamente, secondo precisi movimenti

26 **Quando si procede al taglio delle unghie è opportuno considerare che:**

- ☐ **a** le unghie delle mani possono essere mantenute sia leggermente stondate, sia dritte e quelle dei piedi devono essere mantenute stondate
- ☐ **b** le unghie delle mani devono essere mantenute dritte e quelle dei piedi devono essere mantenute stondate
- ☐ **c** le unghie delle mani possono essere mantenute leggermente stondate e quelle dei piedi dritte
- ☐ **d** le unghie delle mani e dei piedi possono essere mantenute sia leggermente stondate, sia dritte
- ☐ **e** le unghie delle mani e dei piedi devono essere tagliate secondo le indicazioni della persona assistita
- ☐ **f** le unghie delle mani e dei piedi devono essere tagliate secondo le indicazioni dell'infermiere

27 **L'igiene perineale nell'uomo si caratterizza per l'effettuazione di attività sequenziali tra loro. Di seguito vengono riportate alla rinfusa. Individuare la sequenza corretta.**

A. Pulire lo scroto
B. Retrarre il prepuzio e scoprire il glande
C. Ruotare la persona in decubito laterale e pulire la zona perianale procedendo dallo scroto verso l'ano
D. Sciacquare bene e asciugare tamponando
E. Pulire il glande con movimenti circolari a partire dal meato urinario verso l'esterno
F. Posizionare la padella facendo flettere le gambe e alzare il bacino o ruotando la persona su un lato e poi di nuovo supina
G. Far assumere alla persona il decubito supino
H. Riportare il prepuzio nella posizione iniziale
I. Informare la persona
J. Sciacquare bene e asciugare tamponando

- ☐ **a** G, F, H, E, A, D, C, I, J, B
- ☐ **b** I, G, B, F, H, E, A, C, D, J
- ☐ **c** I, G, F, B, E, H, A, D, C, J
- ☐ **d** C, E, H, A, D, B, F, G, J, I

28 **L'igiene perineale nella donna deve essere eseguita procedendo:**

- ☐ **a** dal davanti verso il dietro
- ☐ **b** dal dietro in avanti

Area igienico-sanitaria e tecnico-operativa

- ☐ c indifferentemente
- ☐ d secondo le indicazioni dell'infermiere

29 **Il bagno a letto si realizza attraverso una precisa sequenza di passaggi. Di seguito vengono riportate le immagini rappresentanti i diversi passaggi. Numerarle da 1 a 9 nella sequenza corretta.**

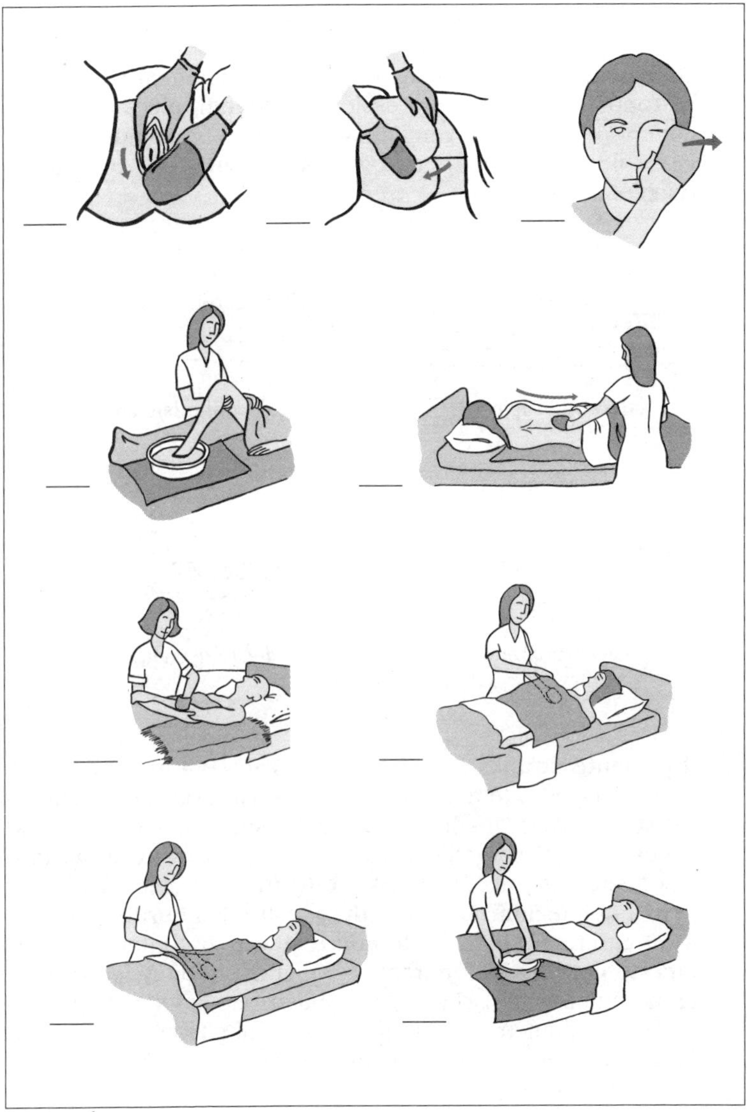

30 **La tricotomia, se indicata, deve essere eseguita subito dopo la doccia o il bagno preoperatorio e subito prima dell'intervento chirurgico.**

☐ Vero ☐ Falso

31 **La doccia o il bagno preoperatori devono essere eseguiti:**

☐ **a** la sera prima dell'intervento
☐ **b** il pomeriggio prima dell'intervento
☐ **c** la mattina prima dell'intervento
☐ **d** al mattino, prima dell'intervento

32 **Ogni postura della persona ha caratteristicamente delle aree sottoposte a maggiore pressione e, quindi, più a rischio di decubito. Di seguito vengono riportate le immagini delle diverse posture; segnare su ognuna con una × le zone più a rischio.**

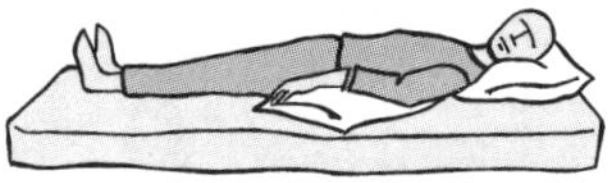

decubito supino

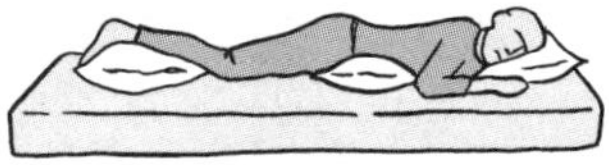

decubito laterale

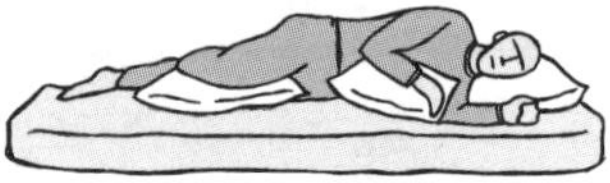

decubito prono

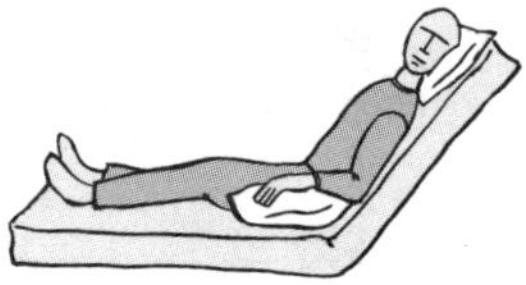

decubito seduto

33 **Il paziente portatore di catetere vescicale a permanenza è molto suscettibile alle infezioni delle vie urinarie. Il catetere, se non ben "mantenuto", rappresenta una via di facile accesso ai microrganismi che, risalendo il tratto urinario e insediandovisi, determinano molto frequentemente l'insorgenza di infezioni. La sacca di raccolta delle urine, collegata al catetere, solitamente non è sterile. Il contatto del rubinetto con la sacca durante le operazioni di svuotamento:**

☐ **a** aumenta il rischio di contaminazione
☐ **b** può aumentare il rischio di contaminazione
☐ **c** non aumenta il rischio di infezione
☐ **d** è ininfluente

34 **Nella persona portatrice di catetere vescicale la sacca di raccolta delle urine deve essere tenuta:**

- ☐ **a** al di sopra del livello della vescica
- ☐ **b** al di sotto del livello della vescica
- ☐ **c** al livello della vescica
- ☐ **d** indifferentemente

35 **Prima di posizionare un catetere esterno (condom) non è necessario eseguire l'igiene perineale.**

☐ Vero ☐ Falso

Risposte

1 d

2 **Falso**

Da sempre la cultura ha influenzato in modo significativo l'acquisizione di abitudini e, di conseguenza, la diversificazione dei comportamenti di ogni singola persona così come di interi gruppi.

3 **Vero**

4

Caratteristiche dello strato	Strato
È il più profondo dei tre strati ed è costituito da cellule adipose unite tra loro a formare raggruppamenti, ciascuno separato dall'altro da tessuto di sostegno, percorso da vasi sanguigni preposti al suo nutrimento. Lo spessore di questo strato varia considerevolmente in relazione alla sede, allo stato nutrizionale della persona e al sesso	**Ipoderma (sottocute)**
Strato che, visto al microscopio, permette di osservare la sovrapposizione di cinque diversi strati di cellule di morfologia differenziata in relazione al loro diverso livello di maturazione	**Epidermide**
Strato che funge da supporto a uno dei tre strati e agli annessi cutanei. Il suo spessore risulta minore a livello di alcune zone dell'organismo in particolare	**Derma**

5 **Falso**

Anche le ghiandole sudoripare e quelle sebacee sono annessi cutanei.

6 **Falso**

Tutti gli annessi cutanei prendono origine dall'epidermide.

7 **Falso**

Le ghiandole sudoripare si aprono nell'epidermide.

8 B

9 E

10 **Falso**

Sulla cute dimorano microrganismi che costituiscono la flora batterica residente indispensabile per contrastare lo sviluppo e la moltiplicazione di microrganismi patogeni, che rappresentano, invece, la flora batterica transitoria spesso responsabile di infezioni.

11 b

12 a

13 d

14 **Falso**

La lente a contatto deve essere posizionata sul dito indice della mano dominante (destra per i destrimani, sinistra per i mancini).

15 a

Nella seconda immagine (**B**) la lente è invertita e prima di essere inserita va capovolta.

16 c

17 e

18 **Falso**

Quando la persona non riesce ad ammiccare, si esercita una leggera pressione sul margine inferiore della lente e si afferra quello superiore mentre la lente si stacca.

19 a

20 **Falso**

L'uso dei guanti è indicato solo in presenza di secrezioni.

21 b

22 Vero

23 e

24 a

25 b

26 c

27 c

28 a

29

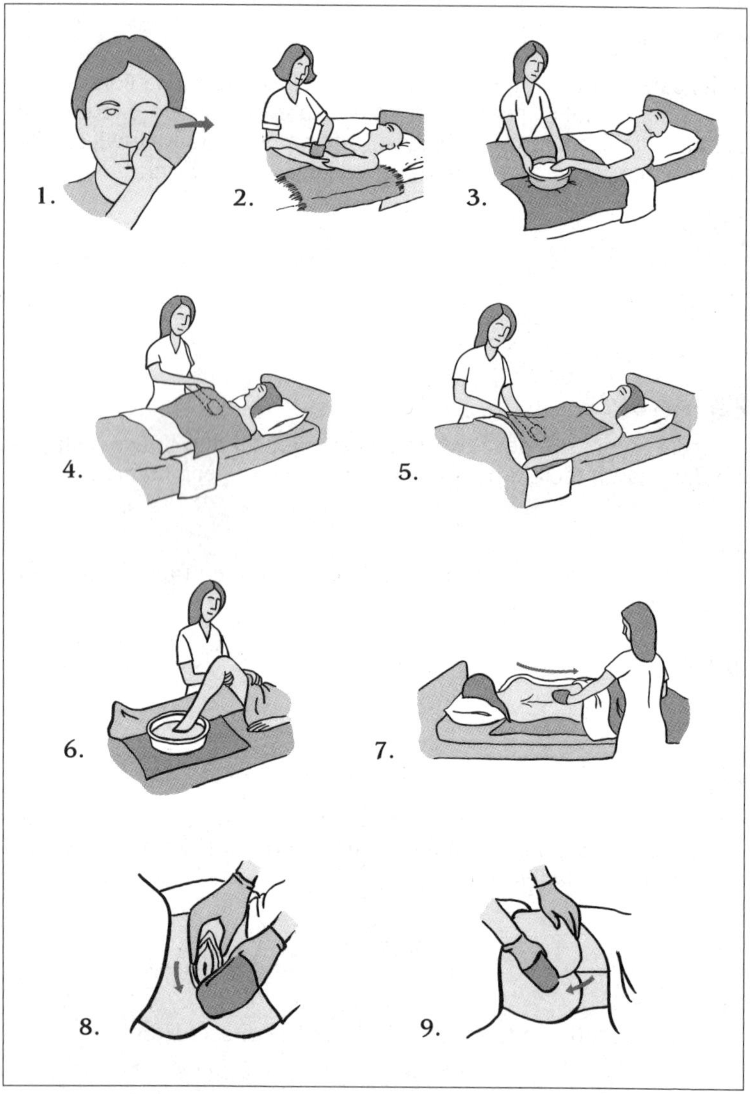

30 **Falso**

La tricotomia, se indicata, deve essere eseguita sempre prima della doccia o del bagno preoperatori.

31 **d**

32

Le posture	Le zone a rischio
Decubito supino	talloni polpacci sacro gomiti vertebre scapole nuca
Decubito laterale	malleolo parte laterale interna ed esterna del ginocchio (a livello dei menischi) parte laterale esterna del gluteo (a livello della testa del femore) coste parte laterale della spalla (a livello della testa dell'omero) orecchio
Decubito prono	dorso del piede e caviglia ginocchia coscia parte anteriore del bacino (a livello delle ossa iliache) torace anteriormente spalla anteriormente guance orecchie
Decubito seduto	talloni pianta del piede cavo popliteo parte posteriore del gluteo (a livello dell'osso ischiatico) sacro coccige scapole

33 **a**

34 **b**

35 **Falso**

Prima del posizionamento di un catetere esterno (condom) è necessario eseguire l'igiene perineale.

ASSISTENZA ALLA PERSONA NELLA MOBILIZZAZIONE

Nota. *Salvo diverse indicazioni, la risposta esatta per ciascun item è da considerarsi una sola.*

1 **Gli elementi necessari alla realizzazione del movimento sono:**
- ☐ **a** le ossa e le articolazioni
- ☐ **b** i muscoli e i nervi
- ☐ **c** le ossa, i muscoli, le articolazioni
- ☐ **d** le articolazioni e i nervi
- ☐ **e** a, b

2 **La correttezza del posizionamento della persona allettata è importante, oltre che per assicurare il benessere della persona stessa, la prevenzione di schemi posturali patologici, contratture e lesioni da decubito, anche per la prevenzione di complicanze respiratorie e vascolari.**

☐ Vero ☐ Falso

3 **Nella posizione supina gli arti superiori vanno posizionati nel modo seguente:**
- ☐ **a** avambraccio esteso; polso in posizione supina ed esteso; mano aperta
- ☐ **b** avambraccio esteso, gomito esteso; polso in posizione supina e flesso; mano chiusa
- ☐ **c** avambraccio esteso, gomito leggermente flesso; polso in posizione supina ed esteso; mano chiusa
- ☐ **d** avambraccio esteso, gomito leggermente flesso; polso in posizione supina ed esteso; mano aperta

4 **Nella posizione semiseduta la testata del letto deve essere sollevata a:**
- ☐ **a** 30°
- ☐ **b** 45°

☐ c 60°
☐ d 90°

5 **Nella posizione seduta la testata del letto deve essere sollevata a:**
☐ a 30°
☐ b 45°
☐ c 60°
☐ d 90°

6 **Nella posizione laterale gli arti inferiori vanno posizionati nel modo seguente:**
☐ a arto del lato sul quale viene posizionata la persona: disteso con il piede leggermente flesso; arto opposto: ginocchio esteso sostenuto da un cuscino
☐ b arto del lato sul quale viene posizionata la persona: disteso o leggermente flesso; arto opposto: ginocchio flesso sostenuto da un cuscino
☐ c arto del lato sul quale viene posizionata la persona: disteso o leggermente flesso con il piede ad angolo retto; arto opposto: ginocchio flesso sostenuto da un cuscino;
☐ d arto del lato sul quale viene posizionata la persona: disteso o leggermente flesso con il piede ad angolo retto; arto opposto: ginocchio esteso sostenuto da un cuscino

7 **Nella posizione prona i gomiti sono posizionati:**
☐ a flessi a lato del capo
☐ b estesi a lato del capo
☐ c estesi a lato del corpo
☐ d flessi a lato del corpo

8 **Nella posizione semiprona gli arti inferiori vanno posizionati nel modo seguente:**
☐ a arto che sta sopra sostenuto da un cuscino; ginocchio esteso; arto opposto esteso
☐ b arto che sta sopra sostenuto da un cuscino; ginocchio flesso; arto opposto esteso
☐ c arto che sta sopra sostenuto da un cuscino; ginocchio flesso; arto opposto flesso
☐ d arto che sta sopra sostenuto da un cuscino; ginocchio esteso; arto opposto flesso

9 **Per effettuare correttamente il sollevamento di testa e spalle è opportuno portare il piano del letto in posizione orizzontale.**
☐ Vero ☐ Falso

10 **Lo spostamento della persona verso la testata del letto può essere effettuato solo nella modalità a due operatori.**
- ☐ Vero
- ☐ Falso

11 **Lo spostamento della persona verso un lato del letto nella modalità a un operatore viene effettuato in:**
- ☐ **a** due tempi
- ☐ **b** tre tempi
- ☐ **c** quattro tempi
- ☐ **d** cinque tempi

12 **Per effettuare la rotazione su un lato l'operatore (1ª modalità) o gli operatori (2ª modalità) si deve/devono posizionare al lato del letto.**
- ☐ Vero
- ☐ Falso
- ☐ Impreciso

13 **Nella deambulazione assistita con bastone a quattro punti di appoggio l'operatore si deve posizionare:**
- ☐ **a** a lato della persona
- ☐ **b** avanti alla persona
- ☐ **c** dietro alla persona
- ☐ **d** indifferentemente a lato, davanti o dietro alla persona

14 **I bastoni canadesi (stampelle), come tutti gli altri bastoni, devono essere portati:**
- ☐ **a** a circa 5-10 cm dal piede (a lato)
- ☐ **b** a circa 10-15 cm dal piede (a lato)
- ☐ **c** a circa 15-20 cm dal piede (a lato)
- ☐ **d** a circa 20-25 cm dal piede (a lato)

15 **Il trasferimento letto-barella e barella-letto nella modalità a due operatori viene effettuato in:**
- ☐ **a** due tempi
- ☐ **b** tre tempi
- ☐ **c** quattro tempi
- ☐ **d** cinque tempi

16 **Il trasferimento dalla posizione supina a quella seduta in poltrona o in carrozzina nella modalità a un operatore si realizza attraverso l'effettuazione di passaggi sequenziali. Di seguito vengono riportati alla rinfusa. Riordinarli secondo la sequenza corretta.**

A. Far sedere la persona sul letto sostenendone le spalle e le ginocchia del lato opposto a quello su cui si trova l'operatore ed effettuare una rotazione verso l'esterno

B. Mantenere la persona nella posizione seduta sul letto per qualche secondo

C. Portare il piano del letto in posizione orizzontale
D. Portare la persona in posizione eretta sostenendola ai fianchi e mantenendone bloccati piedi e ginocchia con i propri
E. bloccare i piedi e le ginocchia della persona con i propri e agganciarne, con entrambe le braccia, i fianchi o sostenendone la regione scapolare
F. Invitare la persona ad assumere la posizione seduta piegandosi leggermente in avanti e flettendo leggermente gomiti e ginocchia. Mantenere i piedi e le ginocchia della persona bloccati con i propri fino al termine del movimento
G. Accostare sedia o poltrona e sostenere la persona mentre si appresta ad afferrare i braccioli

☐ **a** C, A, B, G, F, D, E
☐ **b** C, B, A, E, D, G, F
☐ **c** C, A, B, D, E, G, F
☐ **d** C, A, B, E, D, G, F

17 **Il trasferimento dalla posizione supina a quella seduta in poltrona o in carrozzina nella modalità a due operatori viene effettuato in:**
☐ **a** due tempi
☐ **b** tre tempi
☐ **c** quattro tempi
☐ **d** cinque tempi

18 **Durante il posizionamento della persona nel letto, per esempio spostamento verso la parte alta del letto, l'operatore deve mantenere il proprio peso sulla gamba che sta dietro (mai su quella che sta avanti) e flettere le ginocchia.**
☐ Vero ☐ Falso

19 **Allargare la base d'appoggio è una tra le norme comportamentali suggerite dall'ergonomia per movimentare correttamente le persone. Ciò si effettua mettendo un piede avanti e uno indietro.**
☐ Vero ☐ Falso

20 **Le assette per il trasferimento (ausili meccanici per la movimentazione delle persone) consentono il traferimento delle persone dal letto alla posizione eretta.**
☐ Vero ☐ Falso

Risposte

1 e

2 Vero

3 d

4 b

5 c

6 c

7 a

8 b

9 Vero

10 Falso

Lo spostamento verso la testata del letto può essere effettuata anche da un operatore. La scelta dell'una o dell'altra modalità dipende dalle condizioni e dalle caratteristiche della persona assistita.

11 b

Dopo aver portato il piano del letto in posizione orizzontale:

- **1° tempo**: mettere un braccio sotto il collo e le spalle della persona e l'altro sotto la vita e spostare la parte superiore del corpo;
- **2° tempo**: mettere un braccio sotto la vita della persona e l'altro sotto le cosce e spostare la parte inferiore del corpo;
- **3° tempo**: mettere un braccio sotto le cosce della persona e l'altro sotto le ginocchia e spostare gli arti inferiori.

12 Impreciso

L'operatore (o gli operatori) si deve/devono posizionare al lato del letto sui cui si vuole ruotare la persona.

13 a

14 b

15 a

- **1° tempo**: *operatore alle spalle della persona*: prendere il paziente sotto le spalle chiedere alla persona di alzare la testa e guidarla sulla barella;
- **2° tempo**: *operatore ai piedi della persona*: sollevare gli arti inferiori e spostare sulla barella la parte inferiore del corpo.

16 d

17 c

- **1° tempo**: portare il piano del letto in posizione orizzontale;
- **2° tempo**: *primo operatore*: agganciare gli avambracci della persona e incrociarli sul torace facendo passare le proprie braccia sotto le ascelle della stessa;
- **3° tempo**: *secondo operatore*: porre le mani sotto le cosce e le caviglie per sostenerne gli arti inferiori;
- **4° tempo**: effettuare il trasferimento.

18 **Falso**

Durante il posizionamento della persona nel letto, per esempio spostamento verso la parte alta del letto, l'operatore deve spostare il proprio peso dalla gamba che sta dietro a quella che sta davanti e flettere le ginocchia.

19 **Vero**

20 **Falso**

Le assette per il trasferimento consentono il traferimento delle persone dal letto alla carrozzina e da questa al letto.

ASSISTENZA ALLA PERSONA NELL'ALIMENTAZIONE

Nota. *Salvo diverse indicazioni, la risposta esatta per ciascun item è da considerarsi una sola.*

---

1 **Le linee guida per una sana ed equilibrata nutrizione elaborate dall'Istituto Nazionale di Ricerca per gli Alimenti e la Nutrizione (INRAN) raccomandano di assumere (*due risposte*).**

- ☐ **a** più cereali, legumi, verdura e frutta
- ☐ **b** zuccheri, dolci, bevande zuccherate nella quantità desiderata
- ☐ **c** acqua in quantità non eccessiva
- ☐ **d** poco sale
- ☐ **e** grassi scelti nella qualità ma nella quantità desiderata

2 **I fattori culturali e quelli religiosi non hanno alcuna influenza sullo stile alimentare.**

☐ Vero ☐ Falso

3 **Le proteine:**

- ☐ **a** sono elementi costituiti da aminoacidi
- ☐ **b** sono elementi che costituiscono la parte più importante dei vegetali
- ☐ **c** rappresentano la parte dei vegetali che non viene scissa dagli enzimi della digestione
- ☐ **d** a; b
- ☐ **e** c; d

4 **Le funzioni delle proteine sono:**

- ☐ **a** energetica, plastica
- ☐ **b** regolatrice, protettiva
- ☐ **c** protettiva, energetica
- ☐ **d** plastica, regolatrice
- ☐ **e** a; b

5 **Le proteine si trovano:**
- ☐ **a** solo in alcuni alimenti
- ☐ **b** in tutti gli alimenti
- ☐ **c** solo in pochissimi alimenti
- ☐ **d** in quasi tutti gli alimenti

6 **Un grammo di proteine fornisce circa:**
- ☐ **a** 3 kcal
- ☐ **b** 4 kcal
- ☐ **c** 5 kcal
- ☐ **d** 6 kcal

7 **Le proteine sono tutte di origine animale.**
☐ Vero ☐ Falso

8 **I carboidrati (glucidi o zuccheri) possono essere distinti in semplici o complessi in relazione agli alimenti di provenienza.**
☐ Vero ☐ Falso

9 **Le funzioni dei carboidrati (glucidi o zuccheri) sono:**
- ☐ **a** energetica, plastica
- ☐ **b** strutturale, energetica
- ☐ **c** protettiva, energetica
- ☐ **d** plastica, regolatrice

10 **I carboidrati (glucidi o zuccheri) si trovano (*due risposte*):**
- ☐ **a** nella frutta in genere
- ☐ **b** nella carne
- ☐ **c** nel pesce
- ☐ **d** nel latte e nei latticini
- ☐ **e** nella frutta non farinosa

11 **Un grammo di carboidrati (glucidi o zuccheri) fornisce circa:**
- ☐ **a** 3 kcal
- ☐ **b** 4 kcal
- ☐ **c** 5 kcal
- ☐ **d** 6 kcal

12 **I lipidi (grassi):**
- ☐ **a** sono elementi costituiti da aminoacidi
- ☐ **b** sono elementi che costituiscono la parte più importante dei vegetali
- ☐ **c** rappresentano la parte dei vegetali che non viene scissa dagli enzimi della digestione
- ☐ **d** sono elementi che facilitano il trasporto delle proteine liposolubili

13 **La funzioni dei lipidi (grassi) è:**
- ☐ **a** energetica
- ☐ **b** regolatrice
- ☐ **c** protettiva
- ☐ **d** regolatrice

14 **Un grammo di lipidi (grassi) fornisce circa:**
- ☐ **a** 3 kcal
- ☐ **b** 5 kcal
- ☐ **c** 7 kcal
- ☐ **d** 9 kcal

15 **Le fibre alimentari accelerano il transito della massa fecale ma non danno senso di sazietà.**
☐ Vero ☐ Falso ☐ Impreciso

16 **Le fibre alimentari si trovano in genere nella frutta e nella verdura ma anche in piccola quantità in alcuni tipi di carne.**
☐ Vero ☐ Falso ☐ Impreciso

17 **Le fibre alimentari forniscono energia:**
- ☐ **a** in quantità contenuta
- ☐ **b** in quantità discreta
- ☐ **c** in quantità irrilevante
- ☐ **d** non forniscono energia

18 **Le vitamine forniscono energia in quantità minima.**
☐ Vero ☐ Falso

19 **Le vitamine si distinguono in liposolubili e in idrosolubili. Individuare tra quelle riportate di seguito le vitamine liposolubili (*quattro risposte*):**
- ☐ **a** vitamina A
- ☐ **b** vitamine del gruppo B
- ☐ **c** vitamina E
- ☐ **d** vitamina K
- ☐ **e** vitamina D
- ☐ **f** vitamina H
- ☐ **g** vitamina PP
- ☐ **h** vitamina C

20 **In quale, tra gli alimenti elencati, è contenuta la vitamina C?**
- ☐ **a** Fegato
- ☐ **b** Legumi
- ☐ **c** Cereali
- ☐ **d** Agrumi

21 **I sali minerali forniscono energia:**
- ☐ **a** in quantità contenuta
- ☐ **b** in quantità discreta
- ☐ **c** in quantità irrilevante
- ☐ **d** non forniscono energia

22 **Il ferro si trova nel fegato, nei crostacei, nei legumi, nella frutta secca.**
☐ Vero ☐ Falso

23 **Il calcio si trova** (*tre risposte*):
- ☐ **a** nel pesce
- ☐ **b** nei cereali
- ☐ **c** nel latte e derivati
- ☐ **d** nelle banane
- ☐ **e** nelle uova
- ☐ **f** nella carne

24 **L'acqua è la componente fondamentale di tutti gli organismi viventi. In un uomo adulto costituisce circa il:**
- ☐ **a** 40% del peso corporeo
- ☐ **b** 50% del peso corporeo
- ☐ **c** 60% del peso corporeo
- ☐ **d** 70% del peso corporeo

25 **Gli esperti della nutrizione hanno distinto gli alimenti in:**
- ☐ **a** 4 gruppi
- ☐ **b** 5 gruppi
- ☐ **c** 6 gruppi
- ☐ **d** 7 gruppi

26 **Una dieta equilibrata prevede la suddivisione delle calorie totali in cinque pasti giornalieri percentualmente come segue:**
- ☐ **a** colazione 25%, spuntino 5%, pranzo 35%, merenda 5%, cena 30%
- ☐ **b** colazione 35%, spuntino 5%, pranzo 30%, merenda 5%, cena 25%
- ☐ **c** colazione 25%, spuntino 5%, pranzo 30%, merenda 5%, cena 35%
- ☐ **d** colazione 30%, spuntino 5%, pranzo 25%, merenda 5%, cena 35%

27 **La contaminazione degli alimenti è solitamente di origine chimica.**
☐ Vero ☐ Falso ☐ Impreciso

28 **Le regole a cui si deve attenere l'operatore socio-sanitario in qualsiasi ambito in cui ci sia il contatto con gli alimenti sono:**
- ☐ **a** tre
- ☐ **b** cinque
- ☐ **c** dieci
- ☐ **d** quindici

29 **Nella persona anziana il consumo della carne deve essere moderato e l'assunzione di formaggi non deve essere eccessiva.**
☐ Vero ☐ Falso

30 **La dieta in cui vengono esclusi il sale da cucina, i salumi, i cibi conservati, i formaggi stagionati è:**
- ☐ **a** ipocalorica
- ☐ **b** iposodica
- ☐ **c** ipoproteica
- ☐ **d** a basso contenuto di lipidi

31 **La dieta per diabetici è caratterizzata da un'assunzione:**
- ☐ **a** ridotta di carboidrati, lipidi e proteine
- ☐ **b** ridotta di carboidrati e lipidi
- ☐ **c** ridotta di carboidrati e proteine
- ☐ **d** regolata di carboidrati, lipidi e proteine
- ☐ **e** regolata di carboidrati e lipidi
- ☐ **f** regolata di carboidrati e proteine

32 **La dieta liquida è caratterizzata da alimenti liquidi. Tra gli alimenti liquidi consentiti vi sono anche i succhi di frutta.**
☐ Vero ☐ Falso

33 **Nell'approccio alla persona con demenza per l'aiuto nell'assunzione dei pasti quale tra le regole indicate non è corretta?**
- ☐ **a** Fornire alimenti che non necessitano di essere manipolati per essere consumati
- ☐ **b** Usare tovaglie di plastica o di carta
- ☐ **c** Fornire posate adeguate alle condizioni della persona
- ☐ **d** Offrire alla persona tutti i piatti che compongono il pasto contemporaneamente

34 **Quali tra gli alimenti elencati sono da evitare nella persona con difficoltà nella deglutizione (*quattro risposte*)?**
- ☐ **a** Frullati
- ☐ **b** Minestrina con pastina

- ☐ **c** Budini
- ☐ **d** Semolini
- ☐ **e** Alimenti fibrosi
- ☐ **f** Purea di frutta e verdura
- ☐ **g** Frutta secca
- ☐ **h** Minestroni o passati filosi

35 **Nella persona con stipsi cronica l'idratazione deve essere adeguata. La quantità giornaliera di acqua da assumere è pari ad almeno:**

- ☐ **a** mezzo litro
- ☐ **b** un litro
- ☐ **c** un litro e mezzo
- ☐ **d** due litri

Risposte

1 a; d

2 Falso

- **I fattori culturali**: cultura e tradizioni, pubblicità, hanno caratterizzato e continuano a farlo, in modo significativo, i diversi stili alimentari. Per certe culture, esistono veti al consumo di alcuni alimenti, per esempio la carne; per altre, lo stesso alimento è assolutamente irrinunciabile.
- **I fattori religiosi**: sono note le restrizioni alimentari, i digiuni purificatori o quelli finalizzati a commemorare feste o divinità, imposte da alcune religioni. Ai musulmani, per esempio, è proibita l'assunzione della carne di maiale e del vino.

3 a

4 e

5 d

6 b

7 Falso

Le proteine possono essere distinte in proteine animali e proteine vegetali. Le prime, ad alto contenuto biologico, sono contenute nella carne, nel pesce, nelle uova, nei formaggi, nei salumi, nel latte, nello yogurt, nei gelati. Le seconde si trovano nel riso, nella pasta, nel pane, nelle fette biscottate, nei grissini, nei craker, nelle patate, nei biscotti, nei dolciumi, nel cacao, in tutti i tipi di farina, in tutti i tipi di verdura, nei legumi freschi e secchi, nelle banane, nei lamponi, nei kiwi, nell'avocado, nella frutta secca e in quella conservata.

8 Falso

I carboidrati (glucidi o zuccheri) possono essere distinti in semplici o complessi in relazione al numero delle molecole che li compongono. Il fruttosio, il glucosio e il galattosio sono esempi di zuccheri semplici, mentre il saccarosio (il comune zucchero) e l'amido sono esempi di zuccheri complessi.

9 B

10 a; d

11 b

12 d

13 a

14 d

15 **Impreciso**

Le fibre alimentari accelerano il transito della massa fecale, contribuendo così al mantenimento di una regolare funzione intestinale e danno senso di sazietà perché aumentano il volume del bolo alimentare.

16 **Impreciso**

Le fibre alimentari si trovano in genere nella frutta e nella verdura. Nello specifico, le fibre solubili si trovano nella frutta e nei legumi, mentre quelle insolubili sono presenti nella frutta, nella verdura e nei cereali integrali.

17 d

18 **Falso**

Le vitamine non forniscono energia.

19 a; c; d; e

20 d

21 d

22 **Vero**

23 a; c; e

24 c

25 b

Gruppo 1: carne, pesce, uova; **Gruppo 2**: latte e derivati; **Gruppo 3**: cereali e derivati; **Gruppo 4**: legumi, frutta e ortaggi; **Gruppo 5**: oli e grassi.

26 a

27 **Impreciso**

La contaminazione degli alimenti può essere di origine chimica – pesticidi, farmaci, concimi ecc. – ma anche,di origine fisica – sostanze radioattive, frammenti di legno, monili ecc.

28 c

1. Lavare le mani ripetutamente.
2. Mantenere un'accurata igiene personale.
3. Essere consapevoli del proprio stato di salute.
4. Proteggere gli alimenti da insetti, roditori e altri animali.
5. Mantenere pulite tutte le superfici di lavoro.
6. Rispettare le temperature di conservazione.
7. Evitare di mettere a contatto cibi crudi con quelli cotti.
8. Cuocere e riscaldare gli alimenti in maniera adeguata.
9. Usare acqua potabile.
10. Rispettare il piano di autocontrollo.

29 **Vero**

Va preferito il consumo di carni magre – pollo, coniglio, tacchino – ed è opportuno eliminare sempre il grasso visibile. Vanno privilegiati i formaggi con un minore contenuto di grassi come la ricotta, la mozzarella, il quartirolo ecc., il consumo di latte parzialmente scremato e lo yogurt magro.

30 b

31 d

32 Vero

33 d

34 b; e; g; h

35 d

ASSISTENZA DI PRIMO SOCCORSO

Nota. *Salvo diverse indicazioni, la risposta esatta per ciascun item è da considerarsi una sola.*

---

1 **Il numero che si deve comporre per richiedere, laddove lo si ritenga necessario, assistenza sanitaria è il:**

- ☐ **a** 112
- ☐ **b** 115
- ☐ **c** 117
- ☐ **d** 118

2 **L'urgenza è una situazione:**

- ☐ **a** in cui le condizioni della persona sono gravi ma non c'è un immediato pericolo di vita
- ☐ **b** che esige decisioni immediate perché può evolvere rapidamente in modo negativo
- ☐ **c** in cui le condizioni della persona sono molto gravi ma non c'è un immediato pericolo di vita
- ☐ **d** che esige decisioni immediate perché in tempi mediamente lunghi può evolvere in modo negativo

3 **La gravità è direttamente proporzionale al pericolo di vita della persona infortunata.**

☐ Vero ☐ Falso

4 **Nell'attesa dei soccorsi qualificati, il primo soccorritore:**

- ☐ **a** può somministrare farmaci, alimenti e liquidi
- ☐ **b** può somministrare alimenti
- ☐ **c** può somministrare farmaci, se richiesti dalla persona infortunata
- ☐ **d** può somministrare solo liquidi
- ☐ **e** deve astenersi dal somministrare qualsiasi cosa

5 **L'approccio alla persona infortunata si concretizza attraverso quello che dagli addetti ai lavori viene definito "esame**

dell'infortunato". Con questo esame il soccorritore deve verificare rapidamente se le funzioni vitali sono mantenute attraverso il controllo sequenziale dei parametri riportati di seguito alla rinfusa. Indicare la sequenza corretta.
A. Circolazione (*Circulation*)
B. Pervietà delle vie aeree (*Airway*)
C. Stato di coscienza
D. Respiro (*Breathing*)

☐ **a** D, B, A, C
☐ **b** C, D, B, A
☐ **c** C, B, D, A
☐ **d** B, C, D, A

6 **Lo stato di coscienza si valuta rilevando la risposta della persona infortunata agli stimoli visivi.**
☐ Vero ☐ Falso

7 **L'acronimo PLS significa:**
☐ **a** Posizione Llibera di Sicurezza
☐ **b** Posizione Libera sul Fianco
☐ **c** Posizione Laterale Stabile
☐ **d** Posizione Laterale di Sicurezza

8 **La manovra che il primo soccorritore deve attuare per riottenere la pervietà delle vie aeree ostruite nella persona cosciente è quella di Heimlich. Questa manovra si realizza attraverso l'effettuazione di 5 compressioni rapide, intermittenti ed elastiche a livello del muscolo diaframma. Prima delle compressioni devono essere però effettuati:**
☐ **a** 2 colpi dorsali tra le scapole
☐ **b** 3 colpi dorsali tra le scapole
☐ **c** 5 colpi dorsali tra le scapole
☐ **d** 7 colpi dorsali tra le scapole

9 **Gli anelli che compongono la catena della sopravvivenza sono:**
☐ **a** tre
☐ **b** quattro
☐ **c** cinque
☐ **d** sei

10 **L'acronimo GAS significa:**
☐ **a** guardare, assistere, supportare
☐ **b** guardare, assistere, sentire
☐ **c** guardare, ascoltare, sentire
☐ **d** guardare, ascoltare, supportare

11 L'attività contraddistinta come GAS deve essere protratta per:

☐ **a** 10 secondi
☐ **b** 15 secondi
☐ **c** 20 secondi
☐ **d** 30 secondi

12 Se una persona non respira, si allerta il 118, non si effettuano subito due insufflazioni e si procede con la valutazione dell'attività circolatoria attraverso la ricerca del polso carotideo.

☐ Vero ☐ Falso

13 Il numero delle compressioni toraciche da effettuare in caso di assenza di attività cardiocircolatoria è:

☐ **a** 10
☐ **b** 15
☐ **c** 20
☐ **d** 30

14 Per arrestare l'emorragia si esercita una pressione sulla ferita. Identificare l'errore presente nell'immagine riportata di seguito in cui è graficamente rappresentata la pressione sulla ferita.

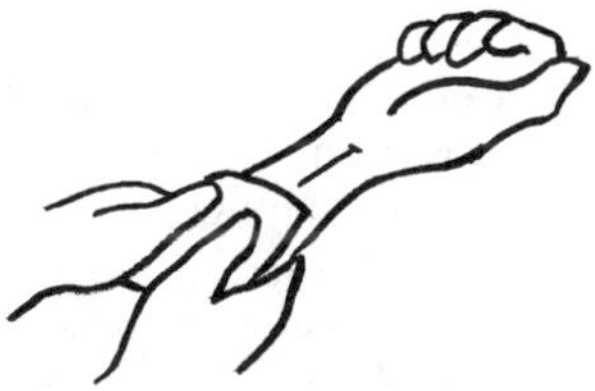

____

15 Il primo soccorritore deve sempre tentare di impedire una crisi epilettica e di bloccare i movimenti degli arti.

☐ Vero ☐ Falso

Risposte

1 d

2 b

3 **Falso**

È l'urgenza a essere direttamente proporzionale al pericolo di vita della persona infortunata.

4 e

5 c

6 **Falso**

Lo stato di coscienza si valuta rilevando la risposta della persona infortunata agli stimoli verbali. Si pongono domande quali: *Come si sente? Che cosa è successo? Ha male da qualche parte?* Nel caso vi sia risposta, se ne valuta la coerenza.
Se risponde, la persona è cosciente, ma in relazione a quanto accaduto può essere più o meno confusa e disorientata. Una persona può, pur essendo cosciente, non riuscire, per motivi diversi, a rispondere alle domande. Il soccorritore, deve allora chiedere di eseguire ordini semplici quali *muovere le dita della mano*, *sbattere le palpebre*, *stringere la mano* ecc. Se la reazione a queste richieste è positiva, la persona è cosciente, anche se non ha risposto a domande specifiche.

7 d

8 c

9 b

L'accesso precoce al servizio di emergenza, la rianimazione cardiopolmonare precoce, la defibrillazione precoce e l'intervento precoce del supporto vitale avanzato.

10 c

- Guardare se il torace della persona si alza e si abbassa aritmicamente.

- **A**scoltare la presenza di rumori respiratori.
- **S**entire il passaggio dell'aria durante gli atti respiratori.

11 a

12 **Vero**

Secondo le Linee Guida IRC (Italian Resuscitation Council, 2007) durante i primi minuti dopo l'arresto cardiaco, la cui causa non sia l'asfissia, il contenuto di ossigeno nel sangue rimane alto e la distribuzione dello stesso al muscolo cardiaco e al cervello non è limitata in prima battuta da una mancanza di ossigeno nei polmoni. La ventilazione è inizialmente, quindi, meno importante delle compressioni toraciche.

13 d

14 La mano non è guantata.

15 **Falso**

Il primo soccorritore non deve mai tentare di impedire una crisi epilettica e di bloccare i movimenti degli arti. Non ha alcun senso.

ASSISTENZA ALLA PERSONA CON DISTURBI MENTALI

Nota. *Salvo diverse indicazioni, la risposta esatta per ciascun item è da considerarsi una sola.*

---

1 **La legge 180/78 è una norma che riforma in modo sostanziale i presupposti su cui si basa tutta l'assistenza psichiatrica. Individuare, tra quelle riportate di seguito, quale indicazione relativa ai contenuti della norma citataè errata.**

- ☐ **a** Autorizza il ricovero delle persone con disturbi mentali negli ospedali psichiatrici
- ☐ **b** Pone il divieto al ricovero delle persone con disturbi mentali sulla base della loro pericolosità
- ☐ **c** Attribuisce la gestione dell'assistenza psichiatrica al Servizio Sanitario Nazionale
- ☐ **d** Istituisce l'SPDC e lo colloca all'interno degli ospedali

2 **L'acronimo SPDC significa Servizio Permanente di Diagnosi e Cura.**

☐ Vero ☐ Falso

3 **Il Centro di Salute Mentale è un servizio ospedaliero in cui vengono attuati trattamenti psichiatrici volontari o obbligatori in condizioni di ricovero; esso, inoltre, esplica attività di consulenza agli altri servizi ospedalieri.**

☐ Vero ☐ Falso

4 **Il Day Hospital rappresenta:**

- ☐ **a** un'area assistenziale semiresidenziale all'interno della quale vengono erogate prestazioni diagnostiche e terapeutico-riabilitative a breve e medio termine
- ☐ **b** un'area assistenziale non residenziale all'interno della quale vengono erogate prestazioni diagnostiche e terapeutico-riabilitative a medio termine

- ☐ **c** un'area assistenziale non residenziale all'interno della quale vengono erogate prestazioni diagnostiche e terapeutico-riabilitative a breve e medio termine
- ☐ **d** un'area assistenziale residenziale all'interno della quale vengono erogate prestazioni diagnostiche e terapeutico-riabilitative a breve termine

5 **La depressione maggiore è un disturbo dell'umore che può manifestarsi come episodio singolo o caratterizzato da episodi ricorrenti.**

☐ Vero ☐ Falso

6 **L'acronimo ASO significa Attività Sanitaria Obbligatoria.**

☐ Vero ☐ Falso

7 **Il Trattamento Sanitario Obbligatorio (TSO) può essere:**

- ☐ **a** ospedaliero
- ☐ **b** domiciliare
- ☐ **c** extraospedaliero
- ☐ **d** solo ospedaliero
- ☐ **e** a, b, c
- ☐ **f** c, b

8 **Secondo gli esperti, l'assunzione di alcune posture può essere interpretata dalla persona aggressiva come provocatoria. Quale tra quelle indicate, a tal proposito, non è corretta?**

- ☐ **a** Non tenere le mani in tasca
- ☐ **b** Tenere le mani sui fianchi
- ☐ **c** Non fissare insistentemente la persona negli occhi
- ☐ **d** Non tenere le braccia intrecciate sul petto

9 **Nell'approccio alla persona aggressiva mettersi sullo stesso piano:**

- ☐ **a** è opportuno
- ☐ **b** non è opportuno
- ☐ **c** può essere opportuno
- ☐ **d** quasi sempre è opportuno

10 **Nell'approccio alla persona con atteggiamento delirante cercare un rapporto diretto:**

- ☐ **a** è sempre opportuno
- ☐ **b** non è sempre opportuno
- ☐ **c** può essere opportuno
- ☐ **d** quasi mai è opportuno

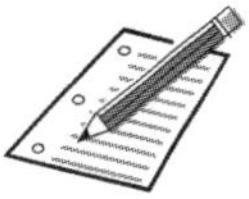

Risposte

1 a

2 **Falso**

L'acronimo SPDC significa Servizio Psichiatrico di Diagnosi e Cura.

3 **Falso**

Il Centro di Salute Mentale è la sede organizzativa dell'équipe degli operatori e la sede del coordinamento degli interventi di prevenzione, cura, riabilitazione e reinserimento sociale, nel territorio di competenza, anche tramite l'integrazione funzionale con le attività dei distretti. Il Servizio Psichiatrico di Diagnosi e Cura è, invece, Il servizio ospedaliero in cui vengono attuati trattamenti psichiatrici volontari o obbligatori in condizioni di ricovero; esso, inoltre, esplica attività di consulenza agli altri servizi ospedalieri.

4 a

5 **Vero**

6 **Falso**

L'acronimo ASO significa Accertamento Sanitario Obbligatorio. Questo tipo di intervento viene effettuato quando la persona rifiuta di sottoporsi a un accertamento.

7 e

8 b

9 b

Se, per esempio, la persona alza la voce, non fare la stessa cosa ma piuttosto abbassare il tono della propria voce e guardarla negli occhi: questo può aiutare la persona a calmarsi.

10 a

Presentarsi alla persona spiegando il proprio ruolo aiuta la persona stessa a mantenere un contatto con la realtà.

ASSISTENZA ALLA PERSONA ANZIANA

Nota. *Salvo diverse indicazioni, la risposta esatta per ciascun item è da considerarsi una sola.*

1 **I servizi di cui la persona anziana e anziana malata può godere sono distinguibili in:**
- ☐ **a** residenziali
- ☐ **b** territoriali
- ☐ **c** semiresidenziali
- ☐ **d** residenziali e semiresidenziali
- ☐ **e** territoriali e residenziali
- ☐ **f** a, b, c

2 **L'acronimo RSA significa Residenza Sociale Assistenziale.**
☐ Vero ☐ Falso

3 **Le divisioni di geriatria sono unità operative che accolgono le persone anziane che:**
- ☐ **a** hanno superato i 65 anni
- ☐ **b** non hanno superato i 65 anni
- ☐ **c** hanno superato i 75 anni
- ☐ **d** non hanno superato i 75 anni

4 **Le case albergo sono strutture finalizzate all'accoglimento di persone anziane:**
- ☐ **a** parzialmente autosufficienti
- ☐ **b** non autosufficienti
- ☐ **c** autosufficienti
- ☐ **d** a; b; c

5 **L'osteoporosi è una malattia caratterizzata da un aumento del tessuto osseo.**
☐ Vero ☐ Falso

6 **La complicanza più evidente dell'osteoporosi è data:**
- ☐ **a** dalle distorsioni
- ☐ **b** dalle lussazioni
- ☐ **c** dalle fratture
- ☐ **d** tutte le precedenti

7 **Quali tra quelle riportate di seguito non è da considerarsi tra le cause di confusione nella persona anziana?**
- ☐ **a** L'assunzione eccessiva di cibo
- ☐ **b** La febbre
- ☐ **c** La disidratazione
- ☐ **d** L'allettamento protratto

8 **Nell'approccio alla persona confusa o demente l'operatore deve comunicare usando spesso le metafore.**
☐ Vero ☐ Falso

9 **L'acronimo VMD significa Valutazione Multidipartimentale.**
☐ Vero ☐ Falso

10 **Tra le più comuni e frequenti potenziali complicanze imputabili all'ospedalizzazione vanno ricordate le cadute. Esse possono essere conseguenti al disorientamento spaziale, all'assunzione di farmaci, all'insufficienza e all'inadeguatezza dell'assistenza, a numerosi fattori ambientali. Indicare almeno tre fattori ambientali possibili.**

1. ______________________________
2. ______________________________
3. ______________________________

Risposte

1 f

2 **Falso**

L'acronimo RSA significa Residenza Sanitaria Assistenziale.

3 a

4 c

5 **Falso**

L'osteoporosi è una malattia caratterizzata da una diminuzione del tessuto osseo conseguente a un'alterazione dell'equilibrio tra il riassorbimento e la disposizione dello stesso nei vari distretti dell'apparato scheletrico.

6 c

Le fratture possono essere sia spontanee, sia patologiche.

7 a

8 **Falso**

L'operatore con la persona confusa o demente non può e non deve comunicare usando le metafore ma piuttosto un linguaggio semplice, chiaro e soprattutto coerente con la gestualità che solitamente accompagna la comunicazione verbale.

9 **Falso**

L'acronimo VMD significa Valutazione MultiDimensionale.

10

L'illuminazione soprattutto notturna; l'agibilità dei servizi, troppo distanti dalla stanza di degenza e non funzionali; le barriere architettoniche; i sistemi di chiamata inadeguati; gli arredi non idonei, per esempio, letti troppo alti e privi di dispositivo di regolazione ecc.

ASSISTENZA ALLA PERSONA CON HANDICAP

Nota. *Salvo diverse indicazioni, la risposta esatta per ciascun item è da considerarsi una sola.*

1 **I concetti di menomazione, disabilità e handicap vengono diversamente classificati dall'Organizzazione Mondiale della Sanità. Nello schema sottostante viene descritto il contenuto di ciascuna definizione. Riportare a lato della descrizione il concetto corrispondente.**

Contenuti della definizione	Concetto
	Perdita o anormalità a carico di una struttura o di una funzione psicologica, fisiologica o anatomica
	Condizione di svantaggio conseguente a una menomazione o a una disabilità che in un certo soggetto limita o impedisce lo svolgimento delle attività considerate normali in relazione alla sua età, al sesso e ai fattori sociali e culturali
	Qualsiasi limitazione o perdita della capacità di compiere un'attività nel modo o nell'ampiezza considerati normali per un essere umano

2 **In Italia la normativa di riferimento per l'assistenza, l'integrazione sociale e i diritti delle persone handicappate è:**

- ☐ **a** la legge 180/78
- ☐ **b** la legge 833/78
- ☐ **c** la legge 194/80
- ☐ **d** la legge 104/92

3 **Nel testo della legge 104/92 non si fa riferimento alla possibilità di applicare la normativa anche agli stranieri e agli apolidi.**

☐ Vero ☐ Falso

4 **La legge 833/78 stabilisce che ognuno, anche una persona con grave disabilità, ha diritto ad autodeterminare la propria esistenza con forme di assistenza personale anche della durata di 24 ore, o a tempo parziale e ad avere servizi di aiuto personale e servizi di accoglienza per periodi brevi e di emergenza.**

☐ Vero ☐ Falso

5 **L'amministratore di sostegno è una figura da sempre esistente.**

☐ Vero ☐ Falso

6 **Secondo Freud le fasi che il bambino attraversa durante lo sviluppo sono:**

☐ **a** tre
☐ **b** cinque
☐ **c** sei
☐ **d** sette

7 **Il super-io rappresenta le regole, le norme i valori.**

☐ Vero ☐ Falso

8 **Le insufficienze mentali sono sindromi caratterizzate da una carenza dello sviluppo intellettivo. La classificazione dell'insufficienza mentale si basa sostanzialmente sulla valutazione del quoziente intellettivo (QI) che indica il rapporto tra l'età mentale e l'età cronologica del soggetto e risulta da una valutazione effettuata con specifici test. Si parla di insufficienza mentale grave quando il QI:**

☐ **a** oscilla tra un punteggio variabile da 50 a 70
☐ **b** oscilla tra un punteggio variabile da 35 e 50
☐ **c** oscilla tra un punteggio variabile da 20 e 35
☐ **d** ha un punteggio inferiore a 20

9 **La casa famiglia è:**

☐ **a** un servizio non residenziale di accoglienza per disabili, generalmente per pazienti psichiatrici con deficit psichici, dove l'organizzazione è di tipo familiare
☐ **b** un servizio residenziale di accoglienza per disabili, generalmente per pazienti psichiatrici con deficit psichici, dove l'organizzazione è di tipo familiare

- ☐ c un servizio semiresidenziale di accoglienza per disabili, generalmente per pazienti psichiatrici con deficit psichici, dove l'organizzazione è di tipo familiare
- ☐ d un servizio territoriale di accoglienza per disabili, generalmente per pazienti psichiatrici con deficit psichici, dove l'organizzazione è di tipo familiare

10 **L'acronimo CEOD significa:**

- ☐ **a** Circolo Educativo Occupazionale Diurno
- ☐ **b** Centri Educazionali Occupazionali Decentrati
- ☐ **c** Circolo Educazionale Occupazionale Diurno
- ☐ **d** Centro Educativo Occupazionale Diurno

11 **Il servizio di integrazione lavorativa SIL ha lo scopo di promuovere il collocamento obbligatorio delle persone con disabilità e rappresenta lo strumento fondamentale per l'inserimento e l'integrazione lavorativa del disabile.**

☐ Vero ☐ Falso

12 **L'acronimo SIS significa:**

- ☐ **a** Servizio di Integrazione Sociale
- ☐ **b** Servizio di Integrazione Sanitaria
- ☐ **c** Servizio di Integrazione Scolastica
- ☐ **d** Servizio di Integrazione Speciale
- ☐ **e** a; c
- ☐ **f** b; d

Risposte

1

Contenuti della definizione	Concetto
Menomazione	Perdita o anormalità a carico di una struttura o di una funzione psicologica, fisiologica o anatomica
Handicap	Condizione di svantaggio conseguente a una menomazione o a una disabilità che in un certo soggetto limita o impedisce lo svolgimento delle attività considerate normali in relazione alla sua età, al sesso e ai fattori sociali e culturali
Disabilità	Qualsiasi limitazione o perdita della capacità di compiere un'attività nel modo o nell'ampiezza considerati normali per un essere umano

2 d

3 Falso

Nel testo della legge 104/92 si fa riferimento alla possibilità di applicare la normativa anche agli stranieri ed agli apolidi.

4 Falso

È la legge 162 del 1992 "Diritto a una vita indipendente alle persone con disabilità" che stabilisce che ognuno, anche una persona con grave disabilità ha diritto ad autodeterminare la propria esistenza con forme di assistenza personale anche della durata di 24 ore, o a tempo parziale, avere servizi di aiuto personale e servizi di accoglienza per periodi brevi e di emergenza.

5 **Falso**

Questa figura è stata istituita dalla legge 6/04 e ha la funzione di garantire adeguata tutela a quelle persone che, anche solo provvisoriamente, vivono la condizione di disabilità o di grave disabilità.

6 b

- **La fase orale**: questo periodo va dalla nascita a un anno ed è la bocca la fonte del piacere. Il bambino, in questo periodo, succhia, morde, mette in bocca tutto ciò che trova.
- **La fase anale**: va dal primo al secondo anno di vita. La fonte del piacere non è più la bocca, ma l'ano. Il bambino inizia a controllare gli sfinteri. In questa fase, la ritenzione o l'espulsione delle feci, potendo provocare sia piacere che dolore, secondo gli esperti di questo filone, può avere riflessi importanti sull'evoluzione della personalità dell'individuo.
- **La fase fallica**: in questa fase che va dai tre ai cinque anni, il bambino trasferisce la sua attenzione sui genitali; si accorge che, se stimolati, i genitali producono piacere e che tra i due sessi ci sono delle differenze. Verso il terzo anno di vita, il bambino vive un periodo caratterizzato da quello che Freud chiama il *complesso di Edipo*. Il bambino si "innamora" della mamma (desiderio incestuoso) e vive il padre come un "rivale". Successivamente, si identifica con il padre riuscendo così, nella sua fantasia, ad amare la mamma. La bambina, invece, vive questo periodo staccandosi dalla mamma, perché la ritiene la causa della sua "diversità sessuale" (le manca il pene), e trasferendo la sua attenzione sul padre per compensare questa mancanza. Successivamente la bambina si identifica con la madre per avere (nella sua fantasia) dal padre ciò che a lei manca.
- **La fase di latenza**: va dai sei a quattordici anni. In questa fase gli impulsi sessuali scemano e il bambino trasferisce la sua attenzione ad altre attività – la scuola, lo sport, il gioco – e cerca la compagnia di persone dello stesso sesso.
- **La fase genitale**: in questo periodo "si risvegliano" gli impulsi sessuali che vengono indirizzati a persone del sesso opposto.

7 **Vero**

L'es risponde al principio del piacere e la componente più arcaica della personalità. L'io risponde, invece, al principio di realtà e la sua funzione fondamentale è quella di mantenere un rapporto equilibrato tra l'es e il super-io.

8 c

9 b

10 **d**

11 **Vero**

12 **e**

Il **servizio di integrazione sociale** si occupa delle persone con disabilità per le quali non è stato possibile un inserimento lavorativo produttivo, spesso per problemi relazionali; offre un supporto per progettare e sostenere questi soggetti in programmi individualizzati con lo scopo di ricercare un ruolo all'interno dell'organizzazione lavorativa e delle relazioni sociali del contesto aziendale.
Il **servizio di integrazione scolastica** ha lo scopo di favorire l'integrazione scolastica e sociale della persona disabile attraverso interventi di tipo individualizzato.

METODOLOGIA DEL LAVORO SANITARIO E SOCIALE

Nota. *Salvo diverse indicazioni, la risposta esatta per ciascun item è da considerarsi una sola.*

1 **Ciò che connota il lavoro sociale e quello sanitario e lo distingue da altri "lavori" è la finalità, che non è la produzione di beni di consumo bensì quella di erogazione di un "servizio". Servizio e bene di consumo si caratterizzano diversamente. Il servizio:**

- ☐ **a** è sempre tangibile
- ☐ **b** non è sempre tangibile
- ☐ **c** è quasi sempre tangibile
- ☐ **d** è quasi mai tangibile

2 **Nell'erogazione del servizio la componente tecnico-specialistica ha un'importanza maggiore della componente relazionale.**

☐ Vero ☐ Falso

3 **L'organizzazione è intesa in genere come:**

- ☐ **a** un insieme di mezzi orientato al raggiungimento di finalità definite e specifiche
- ☐ **b** un insieme di mezzi e persone orientato al raggiungimento di finalità definite e specifiche
- ☐ **c** un insieme di persone orientato al raggiungimento di finalità definite e specifiche
- ☐ **d** un insieme di mezzi e strutture orientato al raggiungimento di finalità definite e specifiche
- ☐ **e** un insieme di persone e strutture orientato al raggiungimento di finalità definite e specifiche

4 **Il modello organizzativo dell'assistenza di tipo funzionale si caratterizza per la personalizzazione dell'assistenza e l'assicurazione di continuità.**

☐ Vero ☐ Falso

5 **Le fasi del processo di assistenza sono:**
☐ **a** tre
☐ **b** quattro
☐ **c** cinque
☐ **d** sei

6 **La prima fase del processo di assistenza riguarda:**
☐ **a** la pianificazione
☐ **b** l'attuazione della pianificazione
☐ **c** l'individuazione e la definizione del problema
☐ **d** la valutazione

7 **Il sistema informativo è:**
☐ **a** un meccanismo di integrazione
☐ **b** un meccanismo operativo
☐ **c** un meccanismo di comunicazione
☐ **d** un meccanismo di valutazione

8 **Gli strumenti informativi in uso nelle diverse realtà operative sono numerosi e diversi. Tra questi: quaderni, lavagne, schede individuali e altri ancora. Indicare un vantaggio e uno svantaggio per ognuno degli strumenti citati.**

Vantaggio	Svantaggio
I quaderni	
Le lavagne	
Le schede individuali	

9 **Le linee guida sono documenti che descrivono dettagliatamente e sequenzialmente le azioni supportate scientificamente, necessarie per l'esecuzione di una specifica attività.**
☐ Vero ☐ Falso

10 **Le procedure sono raccomandazioni il cui scopo è quello di orientare l'agire dell'operatore sottolineando ciò che è di efficacia dimostrata e ciò che, invece, è scarsamente o non è supportato da evidenze.**
☐ Vero ☐ Falso

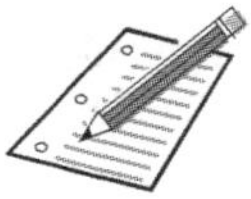

Risposte

1 b

2 **Falso**

Nell'erogazione del servizio sono importanti sia la compenente tecnico-specialistica, sia quella relazionale.

3 b

4 **Falso**

Il modello organizzativo dell'assistenza di tipo funzionale (per compiti) è caratterizzato dall'assegnazione dei compiti agli operatori – infermieri, personale di supporto – da parte del responsabile dell'assistenza. Nelle unità operative delle strutture sanitarie è generalmente un infermiere coordinatore o un infermiere con funzioni di coordinamento. Il modello organizzativo dell'assistenza che si caratterizza per la personalizzazione dell'assistenza e l'assicurazione di qualità è quello dell'assistenza primaria.

5 b

6 c

7 b

8

Vantaggio	Svantaggio
I quaderni	
La visione è immediata	I dati devono essere trascritti. È alta la probabilità di errore nei diversi passaggi di trascrizione
Le lavagne	
La visione è immediata	È molto alta la possibilità di perdere le informazioni

Vantaggio	Svantaggio
Le schede individuali	
Consentono una visione globale e immediata della "storia" della persona assistita. È facile il recupero delle informazioni nel tempo. Non c'è frammentazione dell'informazione (tutte le notizie della persona assistitita sono su un unico documento). Sono funzionali	Richiedono più tempo per la compilazione

9 **Falso**

Le linee guida sono raccomandazioni il cui scopo è quello di orientare l'agire dell'operatore sottolineando ciò che è di efficacia dimostrata e ciò che, invece, è scarsamente o non è supportato da evidenze.

10 **Falso**

Le procedure sono documenti che descrivono dettagliatamente e sequenzialmente le azioni supportate scientificamente, necessarie per l'esecuzione di una specifica attività.

Parte quarta

L'operatore socio-sanitario con formazione complementare in assistenza sanitaria

LA NASCITA DELL'OSS CON FORMAZIONE COMPLEMENTARE IN ASSISTENZA SANITARIA

Nota. *Salvo diverse indicazioni, la risposta esatta per ciascun item è da considerarsi una sola.*

---

1 **L'operatore socio-sanitario con formazione complementare in assistenza sanitaria trova il principale riferimento regolamentativo:**

- ☐ a nel provvedimento della Conferenza Stato-Regioni del 22 febbraio 2001
- ☐ b nella legge 8 gennaio 2002, n. 1
- ☐ c nel provvedimento della Conferenza Stato-Regioni del 16 gennaio 2003

2 **Al percorso di formazione complementare in assistenza sanitaria possono essere ammessi solo gli operatori in possesso dell'attestato di qualifica di operatore socio-sanitario.**

☐ Vero ☐ Falso

3 **Il possesso dell'attestato di formazione complementare in assistenza sanitaria consente all'operatore socio-sanitario di:**

- ☐ a collaborare con l'infermiere e l'ostetrica per svolgere qualsiasi tipo di attività assistenziale
- ☐ b collaborare con l'infermiere e l'ostetrica per svolgere alcune attività assistenziali
- ☐ c effettuare sistematicamente e autonomamente alcune attività assistenziali
- ☐ d effettuare sistematicamente e autonomamente qualsiasi tipo di attività assistenziale

4 **Per porre in essere le attività assistenziali identificate nel provvedimento del 16 gennaio 2003 non è necessaria la pre-**

scrizione del responsabile dell'assistenza infermieristica od ostetrica.

☐ Vero ☐ Falso

5 **L'operatore socio-sanitario con formazione complementare in assistenza sanitaria è un operatore diverso dall'OSS.**

☐ Vero ☐ Falso

6 **L'operatore socio-sanitario con formazione complementare in assistenza sanitaria:**

☐ **a** svolge solo le attività identificate nel provvedimento del 16 gennaio 2003

☐ **b** svolge le attività del proprio profilo e coadiuva l'infermiere e/o l'ostetrica nell'esecuzione delle attività assistenziali identificate nel provvedimento del 16 gennaio 2003

☐ **c** svolge le attività identificate nel provvedimento del 16 gennaio 2003 e, se strettamente necessario, anche le attività del proprio profilo

7 **Completare il seguente enunciato.**

L'operatore socio-sanitario con formazione complementare in assistenza sanitaria può effettuare la somministrazione, per via naturale, della terapia prescritta ______________________

____

8 **Completare il seguente enunciato.**

L'operatore socio-sanitario con formazione complementare in assistenza sanitaria può effettuare la somministrazione della terapia intramuscolare e sottocutanea ______________________ ______ conformemente alle direttive del responsabile dell'assistenza infermieristica e ostetrica e sotto la sua supervisione.

9 **La somministrazione della terapia per via venosa può essere effettuata dall'operatore con formazione complementare in assistenza sanitaria.**

☐ Vero ☐ Falso

10 **Tra le attività previste per l'operatore socio-sanitario con formazione complementare in assistenza sanitaria vi è la rilevazione e l'annotazione di alcuni parametri vitali:**

☐ **a** frequenza cardiaca, frequenza respiratoria, pressione arteriosa

☐ **b** frequenza cardiaca, frequenza respiratoria, temperatura

☐ **c** frequenza cardiaca, temperatura, pressione arteriosa

☐ **d** frequenza respiratoria, temperatura, pressione arteriosa

11 **La raccolta e lo stoccaggio dei rifiuti differenziati sono di competenza esclusiva dell'operatore socio-sanitario con formazione complementare.**

☐ Vero ☐ Falso

12 **L'operatore socio-sanitario con formazione complementare in assistenza sanitaria può effettuare:**

☐ **a** medicazioni complesse e bendaggi
☐ **b** medicazioni semplici e bendaggi
☐ **c** medicazioni semplici, complesse, bendaggi

Risposte

1 c

Il provvedimento della Conferenza Stato-Regioni del 16 gennaio 2003 è relativo all'accordo tra il Ministro della salute, il Ministro del lavoro e delle politiche sociali, le regioni e le province autonome di Trento e di Bolzano per la disciplina della formazione complementare in assistenza sanitaria della figura professionale dell'operatore socio-sanitario di cui all'art. 1, comma 8, del D.L. 12 novembre 2001, n. 402, convertito, con modificazioni, dalla legge 8 gennaio 2002, n. 1.
La legge 8 gennaio 2002, n. 1 riguarda la conversione in legge, con modificazioni, del D.L. 12 novembre 2001, n. 402, recante disposizioni urgenti in materia di personale sanitario.
Infine, il provvedimento della Conferenza Stato-Regioni del 22 febbraio 2001 attiene all'accordo tra il Ministro della sanità, il Ministro per la solidarietà sociale e le regioni e province autonome di Trento e Bolzano, per l'individuazione della figura e del relativo profilo professionale dell'operatore socio-sanitario e per la definizione dell'ordinamento didattico dei corsi di formazione.

2 **Falso**

Al percorso di formazione complementare in assistenza sanitaria possono essere ammessi gli operatori in possesso dell'attestato di qualifica di operatore socio-sanitario, o titolo equipollente secondo quanto già sancito dall'art. 13 dell'accordo del 22 febbraio 2002.

3 b

Il possesso dell'attestato di formazione complementare in assistenza sanitaria consente all'operatore socio-sanitario di collaborare con l'infermiere e l'ostetrica per svolgere alcune attività assistenziali chiaramente identificate nell'allegato del provvedimento della Conferenza Stato-Regioni del 16 gennaio 2003 e relativo all'accordo tra il Ministro della salute, il Ministro del lavoro e delle politiche sociali, le regioni e le province autonome di Trento e di Bolzano per la disciplina della formazione complementare in assistenza sanitaria della figura professionale dell'operatore socio-sanitario di cui all'art. 1, comma 8, del D.L. 12 novembre 2001, n. 402, convertito, con modificazioni, dalla legge 8 gennaio 2002, n. 1.

4 **Falso**

Il provvedimento del 16 gennaio 2003 prevede inequivocabilmente che "condicio sine qua non" per operare gli atti elencati in modo puntuale ed esaustivo nel medesimo, debba esservi una prescrizione del responsabile dell'assistenza infermieristica od ostetrica.

5 **Falso**

L'operatore con formazione complementare in assistenza sanitaria non è un nuovo operatore diverso dall'OSS. Non a caso, nel provvedimento del 16 gennaio 2003 – ma anche in quello del 22 febbraio 2001 – si parla di "formazione complementare", cioè a completamento, ma non essenziale, per la piena potenzialità dell'OSS privo di questo approfondimento.

6 **b**

7 **Conformemente alle direttive del responsabile dell'assistenza infermieristica od ostetrica o sotto la sua supervisione.**

8 **Su specifica pianificazione infermieristica.**

9 **Falso**

10 **b**

11 **Falso**

La raccolta e lo stoccaggio dei rifiuti differenziati sono riportate anche nell'elenco delle attività previste per l'operatore socio-sanitario con formazione complementare.

12 **b**

LA RACCOLTA DI MATERIALE BIOLOGICO PER INDAGINI DIAGNOSTICHE

Nota. *Salvo diverse indicazioni, la risposta esatta per ciascun item è da considerarsi una sola.*

---

1 **L'apparato urinario è costituito:**

- ☐ **a** dai reni, dagli ureteri, dalla vescica
- ☐ **b** dai reni, dalla vescica, dall'uretra
- ☐ **c** dai reni, dagli ureteri, dalla vescica, dall'uretra

2 **Completare il seguente enunciato.**
I reni dimorano nella zona retroperitoneale, lateralmente alla colonna vertebrale, sono protetti da una capsula di tessuto fibroso e sostenuti da tessuto adiposo e sono ________

3 **Le urine sono prodotte:**

- ☐ **a** dai reni
- ☐ **b** dagli ureteri
- ☐ **c** dalla vescica

4 **Completare il seguente enunciato.**
Le urine sono il risultato di complessi processi di filtrazione, riassorbimento e ____________________ dei liquidi corporei.

5 **Dai reni l'urina fluisce nella vescica attraverso l'uretra.**
☐ Vero ☐ Falso

6 **Completare il seguente enunciato.**
Dalla vescica l'urina viene eliminata attraverso ________________
____

7 **Normalmente il colore delle urine è giallo intenso.**
☐ Vero ☐ Falso

8 **Le regole di seguito riportate sono da osservare per assicurare la correttezza della raccolta dei campioni di materiale biologico?**

- ☐ **a** Utilizzare contenitori sterili per ogni tipo di campione ☐ SÌ ☐ NO
- ☐ **b** Utilizzare contenitori appropriati al tipo di campione ☐ SÌ ☐ NO
- ☐ **c** Etichettare il campione con una sigla per non consentire l'identificazione della persona per il rispetto della privacy ☐ SÌ ☐ NO
- ☐ **d** Effettuare la raccolta del campione a qualsiasi ora ☐ SÌ ☐ NO
- ☐ **e** Evitare sempre di toccare le parti interne di contenitore e coperchio durante le manovre di raccolta del campione ☐ SÌ ☐ NO
- ☐ **f** Invitare la persona a porre attenzione a non gettare carta igienica nel contenitore di raccolta, per evitare l'inquinamento del campione ☐ SÌ ☐ NO

9 **Le indagini diagnostiche che si possono condurre su campioni di urine sono numerose, alcune molto semplici, altre più complesse. Associare ciascuna tipologia di indagine alle relative finalità (combinazione lettera-numero).**

Tipologia d'indagine	Finalità
a) urocoltura b) esami su campioni urine delle 24 ore c) esame urine standard	1. fornisce informazioni su colore, pH, presenza/assenza di glucosio, presenza/assenza di proteine, presenza/assenza di sostanze derivanti dal metabolismo epatico, peso specifico, presenza/assenza di globuli bianchi, globuli rossi, batteri 2. fornisce informazioni sull'eventuale presenza di microrganismi responsabili di infezioni delle vie urinarie 3. consentono di ottenere informazioni relativamente ad alcune sostanze escrete dal rene

a) ________ ; b) ________ ; c) ________

10 **La raccolta dei campioni di urine per l'esame standard richiede l'uso:**
- ☐ **a** dei guanti in lattice sterili
- ☐ **b** dei guanti in lattice non sterili
- ☐ **c** dei guanti in polietilene

11 **Completare il seguente enunciato.**
Invitare la persona a eseguire l'igiene intima (se la persona non è autonoma o lo è parzialmente, è necessario aiutarla o sostituirsi a essa nell'esecuzione di questa pratica) è una delle azioni che caratterizzano le modalità di raccolta del campione di urine per l'esame standard. Essa deve essere effettuata perché ____________
____

12 **Il contenitore utilizzato per la raccolta del campione di urine per urocoltura non deve essere sterile, ma semplicemente pulito.**
☐ Vero ☐ Falso

13 **Completare il seguente enunciato.**
Le modalità di raccolta del campione di urine per l'urocoltura prevedono che le prime urine vengano lasciate fluire e non raccolte perché ______________________________

14 **Nella raccolta di campioni di urine delle 24 ore l'urina della prima minzione:**
- ☐ **a** deve essere tenuta
- ☐ **b** non deve essere tenuta
- ☐ **c** può essere tenuta

15 **Completare il seguente enunciato.**
Le feci sono ______________________________ dei processi digestivi e, in quanto tali, devono essere eliminate dall'intestino.

16 **Le feci sono formate:**
- ☐ **a** per il 50% circa da acqua e per il rimanente 50% da sostanze solide rappresentate da fibre non digerite
- ☐ **b** per il 65% circa da acqua e per il rimanente 35% da sostanze solide rappresentate da fibre non digerite
- ☐ **c** per il 75% circa da acqua e per il rimanente 25% da sostanze solide rappresentate da fibre non digerite
- ☐ **d** per l'80% circa da acqua e per il rimanente 20% da sostanze solide rappresentate da fibre non digerite

17 **La colonna fecale normale ha solitamente la forma dell'intestino tenue.**
☐ Vero ☐ Falso

18 **L'odore delle feci è caratteristicamente pungente per azione della flora batterica intestinale.**

☐ Vero ☐ Falso

19 **Normalmente, le feci, per azione dei pigmenti biliari sono di colore:**

☐ **a** bruno
☐ **b** bruno chiaro
☐ **c** bruno scuro

20 **La consistenza delle feci è in genere molto influenzata:**

☐ **a** dalla quantità di alimenti solidi introdotti
☐ **b** dalla quantità di liquidi introdotti
☐ **c** dalla frequenza delle evacuazioni
☐ **d** dal contenuto in acqua del materiale fecale

21 **La coprocoltura fornisce informazioni:**

☐ **a** sulla presenza di sangue nelle feci
☐ **b** sulla presenza di urina nella feci
☐ **c** sulla presenza di microrganismi atipici nelle feci
☐ **d** sulla presenza di microrganismi atipici e di sangue nelle feci

22 **La ricerca di sangue occulto conferma la presenza di sangue, visibile macroscopicamente, nelle feci.**

☐ Vero ☐ Falso

23 **Nella raccolta dei campioni di feci per coprocoltura, prima di procedere alla raccolta del campione:**

☐ **a** è necessario chiedere alla persona di urinare
☐ **b** è necessario chiedere alla persona di non urinare
☐ **c** è indifferente chiedere alla persona di urinare

24 **La raccolta dei campioni di feci per coprocoltura:**

☐ **a** richiede l'uso di contenitori non sterili
☐ **b** richiede l'uso di contenitori sterili
☐ **c** possono essere utilizzati indifferentemente sia i contenitori non sterili, sia quelli sterili

25 **Completare il seguente enunciato.**

Prima di procedere alla raccolta del campione di feci per la ricerca di sangue occulto è importante chiedere alla persona di urinare perché ______________________________

26 **Completare il seguente enunciato.**

Le secrezioni bronchiali possono essere considerate, accanto ad altri meccanismi di cui la tosse è un esempio, una forma ________ ________________ delle vie respiratorie.

27 **Completare il seguente enunciato.**
Le secrezioni bronchiali facilitano ________________ delle sostanze irritanti dall'albero bronchiale

28 **In condizioni "normali" le secrezioni bronchiali vengono prodotte in quantità:**
- ☐ **a** irrilevante
- ☐ **b** molto ridotta
- ☐ **c** elevata

29 **L'esame colturale dell'espettorato fornisce informazioni:**
- ☐ **a** sull'eventuale presenza di microrganismi potenzialmente responsabili di infezioni della cavità orale
- ☐ **b** sull'eventuale presenza di microrganismi potenzialmente responsabili di infezioni dell'apparato digerente
- ☐ **c** sull'eventuale presenza di microrganismi potenzialmente responsabili di infezioni delle vie respiratorie

30 **Per la raccolta del campione di espettorato per l'esame colturale è necessario preparare il seguente materiale:**
- ☐ **a** guanti in lattice
- ☐ **b** ________________
- ☐ **c** salviette di carta
- ☐ **d** contenitore sterile per la raccolta del campione
- ☐ **e** ________________

31 **In linea di massima, il prelievo del campione di espettorato per l'esame colturale:**
- ☐ **a** deve essere effettuato al mattino
- ☐ **b** deve essere effettuato al pomeriggio
- ☐ **c** deve essere effettuato alla sera
- ☐ **d** può essere effettuato in qualsiasi momento della giornata

32 **Prima di effettuare la raccolta del campione la persona:**
- ☐ **a** può fare colazione
- ☐ **b** non deve fare colazione
- ☐ **c** è indifferente, l'assunzione di alimenti non ha influenza rilevante sulla tipologia di esame da effettuare

33 **Completare il seguente enunciato.**
I recipienti destinati a contenere campioni diagnostici, prodotti biologici e sostanze infette devono essere ________________

34 **La prevenzione del rischio biologico durante la manipolazione del materiale biologico si realizza attraverso l'adozione di comportamenti adeguati e attraverso l'adozione di misure di barriera idonee. Sono da considerare idonea misura di barriera i guanti in lattice che vanno indossati:**

- ☐ **a** solo durante le attività di raccolta
- ☐ **b** sia durante le attività di raccolta, sia durante il trasporto
- ☐ **c** solo durante il trasporto
- ☐ **d** durante le attività di raccolta se i campioni devono essere raccolti in contenitori sterili
- ☐ **e** sempre durante le attività di raccolta, facoltativamente durante il trasporto

35 **I comportamenti adeguati alla prevenzione del rischio biologico sono quelli che riflettono il rispetto delle precauzioni standard. Tra questi merita attenzione il lavaggio delle mani che deve essere effettuato prima di indossare i guanti e dopo averli tolti, utilizzando detergenti liquidi erogati da dispenser. Il tipo di lavaggio indicato è:**

- ☐ **a** il lavaggio sociale
- ☐ **b** il lavaggio antisettico
- ☐ **c** il lavaggio antisettico prolungato
- ☐ **d** il lavaggio chirurgico

36 **Completare il seguente enunciato.**

Nel caso di contatto accidentale con il materiale biologico raccolto è necessario effettuare un lavaggio ____________________ delle mani e informare dell'accaduto l'infermiere o il capo sala per dar corso all'attivazione delle procedure finalizzate alla monitorizzazione dell'evento, in uso all'interno della struttura.

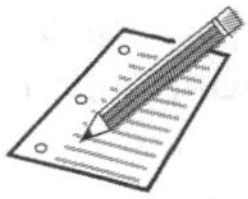

Risposte

1 c

2 **Due**.

3 a

Ureteri, vescica e uretra non producono l'urina: la veicolano verso l'esterno.

4 **Secrezione**.

5 **Falso**

Dai reni l'urina fluisce nella vescica attraverso gli ureteri che sono condotti di tessuto muscolare.

6 **L'uretra**.

7 **Falso**

Normalmente il colore delle urine è giallo paglierino. L'intensità del colore si modifica in relazione alla concentrazione delle urine stesse: più scuro se molto concentrate, più chiaro se molto diluite. Le variazioni della colorazione possono anche essere ricondotte all'assunzione di farmaci, a infezioni delle vie urinarie o, molto più semplicemente, all'ossidazione di alcuni componenti per effetto del contatto con l'aria per un tempo prolungato.

8

a. No
b. Sì
c. No
d. No
e. Sì
f. Sì

9 **a2, b3, c1**.

10 b

11 **Una corretta igiene intima prima della raccolta del campione riduce le possibilità di contaminazione del medesimo.**

12 Falso

Il contenitore utilizzato per la raccolta del campione di urine per urocoltura deve essere pulito ma anche sterile.

13 **Lavano la parte terminale dell'uretra allontanando dalla medesima e dal meato eventuali microrganismi e residui cellulari presenti.**

14 b

L'urina della prima minzione non va tenuta perché trattandosi di quella prodotta durante la notte, è relativa alle 24 ore precedenti la raccolta.

15 **I prodotti di rifiuto.**

16 c

17 Falso

La colonna fecale normale ha solitamente la forma del retto.

18 Vero

19 a

20 d

21 c

22 Falso

La ricerca di sangue occulto fornisce informazioni sulla presenza di sangue occulto, "nascosto", non visibile macroscopicamente.

23 a

Il campione non deve essere contaminato con l'urina. Ciò può falsare i risultati del test e conseguentemente determinarne l'invalidazione e la necessità di ripeterlo.

24 b

25 **Le urine se mescolate con le feci possono determinare la diluizione di queste ultime e impedire la rilevazione del sangue occulto.**

26 **Di difesa e di protezione.**

27 **L'allontanamento.**

28 b

29 c

30 **Collutorio, etichetta identificativa della persona e del campione.**

31 a

32 b

Il prelievo del campione va fatto prima che la persona mangi per prevenire la contaminazione del campione con residui alimentari.

33 **A tenuta stagna.**

34 b

35 a

36 **Antisettico.**

LA RILEVAZIONE DI ALCUNI PARAMETRI VITALI

Nota. *Salvo diverse indicazioni, la risposta esatta per ciascun item è da considerarsi una sola.*

1 **Completare il seguente enunciato.**
I parametri vitali o segni vitali, esprimono le condizioni di equilibrio o ________________ dell'omeostasi corporea.

2 **Completare il seguente enunciato.**
La forza con la quale il sangue entra nell'aorta determina la tensione delle pareti della medesima che, prima si dilata e poi si contrae generando ____________ percepita in periferia come polso.

3 **Le variabili che caratterizzano il polso e che solitamente vengono valutate nella definizione di "normalità" del medesimo sono la frequenza, il ritmo, la qualità. Associare ciascuna variabile alle relative caratteristiche (combinazione lettera-numero).**

Variabili	Caratteristiche
a) ritmo	1. bradicardia
b) frequenza	2. polso debole e difficilmente palpabile
c) qualità	3. intervallo irregolare tra un battito e l'altro
	4. polso forte
	5. intervallo regolare tra un battito e l'altro
	6. polso pieno e facilmente palpabile
	7. tachicardia
	8. polso non palpabile

a) ________ ; b) ________ ; c) ________

4 **Nell'adulto la frequenza cardiaca a riposo è di circa:**
- ☐ **a** 55-70 battiti al minuto
- ☐ **b** 60-80 battiti al minuto
- ☐ **c** 70-90 battiti al minuto
- ☐ **d** 80-100 battiti al minuto

5 **Completare il seguente enunciato.**
La frequenza a riposo – nell'adulto – al di sotto di ______________ al minuto è definita bradicardia, mentre una frequenza superiore a ______________ è definita tachicardia.

6 **Il polso è rilevabile in tutte le zone in cui le arterie scorrono nei pressi della superficie cutanea e possono essere agevolmente "premute" contro una struttura rigida sottostante: un osso o un muscolo. La sede più frequentemente utilizzata è quella femorale.**
☐ Vero ☐ Falso

7 **Prima di procedere alla rilevazione del polso è opportuno invitare e/o aiutare la persona ad assumere la posizione supina e a posizionare l'avambraccio sul torace o di lato:**
- ☐ **a** con il polso esteso e il palmo verso il basso
- ☐ **b** con il polso esteso e il palmo verso l'alto
- ☐ **c** con il polso flesso e la mano chiusa
- ☐ **d** con il polso flesso e la mano aperta
- ☐ **e** con il polso e la mano nella posizione preferita dalla persona

8 **Se prima della rilevazione del polso la persona stava compiendo qualche attività:**
- ☐ **a** è opportuno attendere qualche minuto prima di effettuare la rilevazione
- ☐ **b** si può attendere qualche minuto ma anche effettuare immediatamente la rilevazione
- ☐ **c** non è necessario attendere, si può effettuare immediatamente la rilevazione

9 **Per rilevare il polso l'operatore deve posizionare sul polso della persona, alla base del pollice:**
- ☐ **a** il proprio pollice
- ☐ **b** la punta delle due dita centrali della mano
- ☐ **c** la punta delle tre dita centrali della mano
- ☐ **d** la punta del secondo e del terzo dito della mano
- ☐ **e** la punta delle ultime tre dita della mano

10 **La rilevazione si effettua contando i battiti mentre si mantengono le dita correttamente posizionate sul polso per tut-**

ta la durata del conteggio (un minuto). Perché il conteggio risulti corretto è necessario:

- ☐ **a** considerare 0 il primo battito
- ☐ **b** considerare 1 il primo battito
- ☐ **c** non considerare il primo battito

11 **Completetare il seguente enunciato.**

Il ________________ può essere considerato come il risultato di un importante e complesso processo di scambio di gas.

12 **Associare a ciascun termine il relativo significato (combinazione lettera-numero).**

Termine	Significato
a) respiro regolare	1. frequenza a riposo, nell'adulto, superiore a 20 atti respiratori al minuto
b) bradipnea	2. respiro caratterizzato da un intervallo sempre uguale tra un atto respiratorio e l'altro
c) respiro irregolare	3. frequenza a riposo, nell'adulto, inferiore a 12 atti respiratori al minuto
d) respiro superficiale	4. respiro caratterizzato da escursioni poco profonde della gabbia toracica
e) tachipnea	5. respiro caratterizzato da un intervallo non uguale tra un atto respiratorio e l'altro
f) respiro profondo	6. respiro che richiede uno sforzo eccessivo
g) dispnea	7. respiro caratterizzato da escursioni profonde

a) __________ ; b) __________ ; c) __________ ; d) __________ ;
e) __________ ; f) __________ ; g) __________

13 **Nell'adulto la frequenza respiratoria a riposo è di circa:**

- ☐ **a** 10-20 atti al minuto
- ☐ **b** 12-20 atti al minuto
- ☐ **c** 15-20 atti al minuto
- ☐ **d** 18-20 atti al minuto

14 **Le emozioni intense e lo stress possono determinare un aumento della frequenza respiratoria.**

☐ Vero ☐ Falso

15 **A elevate altitudini la quantità di ossigeno presente nell'aria diminuisce e, conseguentemente la frequenza e la profondità del respiro diminuiscono.**
☐ Vero ☐ Falso

16 **La frequenza respiratoria si misura contando gli atti respiratori:**
☐ **a** per quindici secondi
☐ **b** per trenta secondi
☐ **c** per sessanta secondi
☐ **d** per centoventi secondi

17 **Per misurare la frequenza respiratoria si tengono le dita a riposo sul polso della persona o, in alternativa, si appoggia una mano sul torace della medesima e si osserva e/o si sente il compimento di un atto respiratorio (inspirazione ed espirazione):**
☐ **a** senza informare la persona su ciò che viene fatto
☐ **b** informando la persona su ciò che viene fatto
☐ **c** informando la persona su ciò che viene fatto secondo la discrezionalità dell'operatore

18 **Completare il seguente enunciato.**
La ____________ è l'espressione della capacità dell'organismo di mantenere un equilibrio tra la perdita e la produzione di calore.

19 **Completare il seguente enunciato.**
Solitamente la temperatura corporea si mantiene a livelli stabili – intorno ai 37 °C. La sua regolazione avviene prevalentemente per azione ________________

20 **Completare il seguente enunciato.**
_____________ esprime un aumento della temperatura corporea.

21 **Completare il seguente enunciato.**
_____________ esprime un'importante diminuzione della temperatura corporea.

22 **La temperatura corporea cambia nei diversi momenti della giornata. In linea di massima risulta essere:**
☐ **a** più bassa tra mezzanotte e le tre del mattino e più alta tra le dodici e le quattordici del pomeriggio
☐ **b** più bassa tra l'una e le quattro del mattino e più alta tra le quattordici e le sedici del pomeriggio
☐ **c** più bassa tra l'una e le quattro del mattino e più alta tra le sedici e le diciotto del pomeriggio
☐ **d** più bassa tra le due e le cinque del mattino e più alta tra le diciassette e le diciannove del pomeriggio

☐ **e** più bassa tra le tre e le sei del mattino e più alta tra le diciassette e le diciannove del pomeriggio

23 **Le sedi più comunemente usate per la misurazione della temperatura corporea sono:**
☐ **a** due
☐ **b** tre
☐ **c** quattro
☐ **d** cinque

24 **Il termometro clinico di vetro a mercurio richiede solo la pulizia dopo l'uso.**
☐ Vero ☐ Falso

25 **Il termometro timpanico può essere utilizzato anche se vi sono processi infiammatori dell'orecchio.**
☐ Vero ☐ Falso

26 **La misurazione della temperatura corporea con il termometro timpanico può essere effettuata anche senza l'uso della protezione monouso per la sonda.**
☐ Vero ☐ Falso

27 **Le sonde per la misurazione della temperatura orale, ascellare, rettale del termometro elettronico non sono intercambiabili.**
☐ Vero ☐ Falso

28 **Prima di posizionare il termometro per la misurazione ascellare della temperatura corporea l'ascella deve essere asciugata strofinando con una salvietta.**
☐ Vero ☐ Falso

29 **La misurazione della temperatura ascellare con il termometro clinico di vetro a mercurio richiede un tempo di mantenimento in sede del medesimo pari a circa:**
☐ **a** 3-5 minuti
☐ **b** 4-6 minuti
☐ **c** 5-7 minuti
☐ **d** 6-8 minuti

30 **Per la misurazione della frequenza cardiaca, della frequenza respiratoria e della temperatura:**
☐ **a** l'uso dei guanti è indicato
☐ **b** l'uso dei guanti non è indicato
☐ **c** l'uso dei guanti è facoltativo

Risposte

1 **Disequilibrio.**

2 **Un'onda di flusso.**

3 **a 3, 5; b 1, 7; c 2, 4, 6, 8.**

4 b

5 **60 battiti al minuto (bradicardia), 100 battiti al minuto (tachicardia).**

6 **Falso**

La sede più frequentemente utilizzata per la rilevazione del polso è quella radiale.

7 a

Una posizione poco confortevole può influenzare la frequenza cardiaca. Inoltre, una posizione adeguata facilita la rilevazione del polso da parte dell'operatore.Una posizione poco confortevole può influenzare la frequenza cardiaca. Inoltre, una posizione adeguata facilita la rilevazione del polso da parte dell'operatore.

8 a

La rilevazione del polso si effettua con la persona a riposo: i valori di normalità sono considerati a riposo. Le attività compiute quali, per esempio, lavarsi, camminare, andare in bagno ecc. possono determinare modeste variazioni della frequenza.

9 c

10 a

Lo 0 rappresenta l'inizio e il battito successivo il primo, quello seguente il secondo ecc.

11 **Respiro.**

12 **a2, b3, c5, d4, e1, f7, g6.**

13 b

14 **Vero**

15 **Falso**

A elevate altitudini la quantità di ossigeno presente nell'aria diminuisce e, conseguentemente la frequenza e la profondità del respiro aumentano per garantire uno scambio di ossigeno adeguato alle esigenze dell'organismo.

16 c

17 a

In questa circostanza, fornire spiegazioni su ciò che viene fatto richiama l'attenzione della persona sulla respirazione e ciò può determinare una modificazione della medesima.

18 **Temperatura corporea**.

19 **Del sistema nervoso**.

20 **La febbre**.

21 **L'ipotermia**.

22 c

23 c

La sede orale, ascellare, rettale e timpanica.

24 **Falso**

Il termometro clinico a mercurio richiede sempre la pulizia e la disinfezione dopo l'uso.

25 **Falso**

Il termometro timpanico non può essere utilizzato se vi sono processi infiammatori dell'orecchio.

26 **Falso**

La misurazione della temperatura corporea con il termometro timpanico deve essere effettuata utilizzando sempre la protezione monouso per la sonda.

27 **Vero**

28 **Falso**

L'ascella deve essere asciugata tamponando. Lo strofinamento deve essere evitato in quanto produce calore e ciò può alterare il risultato della misurazione.

29 c

30 b

LA SOMMINISTRAZIONE DELLA TERAPIA PER VIA NATURALE, INTRAMUSCOLARE E SOTTOCUTANEA

Nota. *Salvo diverse indicazioni, la risposta esatta per ciascun item è da considerarsi una sola.*

1 **Completare il seguente enunciato.**
Secondo l'Organizzazione Mondiale della Sanità ogni sostanza usata per modificare processi fisiologici e condizioni patologiche a beneficio di chi la riceve è definita ________________

2 **I farmaci presenti sul mercato sono tutti di sintesi, in altri termini, prodotti in laboratorio attraverso complessi procedimenti chimici.**
☐ Vero ☐ Falso

3 **I farmaci possono agire:**
- ☐ **a** sui sintomi
- ☐ **b** sull'attivazione delle difese dell'organismo
- ☐ **c** sulle carenze dell'organismo
- ☐ **d** ________________________

4 **Completare il seguente enunciato.**
Ogni farmaco conta essenzialmente due componenti: il/i principio/i attivo/i e ________________________

5 **Gli eccipienti sono sostanze che facilitano:**
- ☐ **a** la preparazione, la conservazione del farmaco ma non l'assorbimento del principio attivo
- ☐ **b** l'assorbimento del principio attivo, la preparazione del farmaco ma non la sua conservazione
- ☐ **c** l'assorbimento del principio attivo, la conservazione del farmaco ma sono ininfluenti sulla preparazione
- ☐ **d** la preparazione, la conservazione del farmaco, l'assorbimento del principio attivo

6 **Le forme che connotano i diversi preparati farmaceutici presenti sul mercato sono diverse tra loro per caratteristiche. Sostanzialmente si possono dividere in preparati solidi e liquidi da assumere attraverso la via naturale – entrale –, preparati per l'assunzione attraverso altre vie (intramuscolare, sottocutanea ecc.) – parenterale – e preparati per uso locale. Associare i preparati elencati alle relative caratteristiche (combinazione lettera-numero).**

Preparati

a) cachet
b) emulsioni
c) capsule
d) liofilizzati
e) sospensioni
f) sciroppi
g) compresse
h) soluzioni
i) perle
j) confetti
k) granulari

Caratteristiche

1. preparati in granuli che possono essere di forma e dimensioni diverse
2. compresse rivestite e colorate
3. preparati di forma sferica la cui parte esterna è, solitamente, di gelatina
4. preparati costituiti da due cupole di pane azzimo sovrapposte e chiuse al cui interno sono contenuti il principio attivo e le sostanze aggiunte (eccipienti)
5. preparati costituiti da un liquido disperso in un altro liquido non mescolabile
6. preparati costituiti, in genere, da una sostanza che funge da veicolo e dal principio attivo sciolto in esso
7. preparati il cui principio attivo e i relativi eccipienti sono compressi attraverso particolari procedimenti
8. preparati gelatinosi al cui interno possono essere inseriti sia liquidi sia polveri
9. preparati disidratati che, prima della somministrazione vengono uniti a un solvente
10. preparati costituiti da una sostanza solida polverizzata e sospesa in un liquido in cui non è solubile
11. preparati composti da soluzioni di zuccheri, differentemente concentrati in acqua

a) __________ ; b) __________ ; c) __________ ; d) __________ ;
e) __________ ; f) __________ ; g) __________ ; h) __________ ;
i) __________ ; j) __________ ; k) __________

7 **Completare il seguente enunciato.**
Il meccanismo attraverso il quale il farmaco agisce sull'organismo e/o su uno specifico organo o apparato è definito__________________

8 **Completare il seguente enunciato.**
Quando il farmaco agisce solo nel punto in cui avviene il contatto con l'organo o l'apparato, la sua azione si definisce ______________________________

9 **Completare il seguente enunciato.**
L'azione del farmaco è definita generale quando il medesimo, dopo essere stato assorbito, ______________________________ e agisce anche lontano dal punto di applicazione.

10 **Gli effetti dei farmaci possono essere distinti in attesi o desiderati, collaterali e avversi. Associare gli effetti descritti al relativo significato (combinazione lettera-numero).**

Effetti	Significato
a) desiderati o attesi b) avversi c) collaterali	1. effetti che si possono accompagnare agli effetti desiderati. In relazione alle loro caratteristiche ed entità possono essere considerati positivi, negativi, ininfluenti 2. effetti voluti dai quali dovrebbe derivare un miglioramento delle condizioni cliniche della persona che assume il farmaco 3. effetti, poco frequenti, che esprimono l'intolleranza al farmaco

a) __________ ; b) __________ ; c) __________

11 **L'utilizzo dei farmaci da parte dell'organismo, finalizzato a permettere ai medesimi di agire e conseguentemente di produrre effetti, si concretizza attraverso fasi sequenziali il cui numero è:**
- ☐ **a** tre
- ☐ **b** quattro
- ☐ **c** cinque
- ☐ **d** sei

12 **Completare il seguente enunciato.**
______________________________ è il processo attraverso il quale il farmaco "passa" dal punto in cui è stato somministrato al circolo sanguigno.

13 **Completare il seguente enunciato.**
Il farmaco, dopo essere stato assorbito e immesso nel torrente circolatorio, deve poter arrivare agli organi – o a parte di essi

(cellule o tessuti) – specifici interessati e agire su di essi. Questo si realizza nella fase di ______________________

14 **Nella fase della eliminazione il farmaco subisce trasformazioni chimiche finalizzate a renderlo facilmente allontanabile.**
☐ Vero ☐ Falso

15 **Completare il seguente enunciato.**
I farmaci per essere mantenuti integri nelle caratteristiche e nelle proprietà necessitano di una corretta conservazione. Gli elementi che devono essere sistematicamente attenzionati per assicurarla sono: il luogo di conservazione, le condizioni di conservazione e ______________________

16 **Completare il seguente enunciato.**
I parametri che definiscono le condizioni di conservazione sono: la luce, l'umidità, l'ossigeno e ______________________

17 **La somministrazione dei farmaci – conformemente alle direttive dell'infermiere e sotto la sua supervisione – per essere effettuata correttamente dall'operatore non può prescindere dal rispetto di alcune regole. Tra queste, per assicurare la somministrazione "sicura" dei farmaci, merita particolare attenzione una regola che ne sintetizza ed esprime altre ed è:**
☐ **a** la regola delle tre G
☐ **b** la regola delle cinque G
☐ **c** la regola delle sette G
☐ **d** la regola delle nove G

18 **Per la somministrazione della terapia orale è necessario preparare:**
☐ **a** carrello per la somministrazione dei farmaci
☐ **b** ______________________
☐ **c** farmaci
☐ **d** ______________________
☐ **e** misurini, cucchiai, cucchiaini monouso
☐ **f** bicchieri monouso
☐ **g** occorrente per lo smaltimento dei rifiuti

19 **Completare il seguente enunciato.**
Prima di iniziare la somministrazione dei farmaci è indicato il lavaggio delle mani perché ______________________

20 **Quando il farmaco prescritto è in dose unica (confezionato singolarmente):**

☐ a deve essere tolto dalla confezione prima di portarlo alla persona
☐ b deve essere tolto dalla confezione nel momento in cui viene porto alla persona
☐ c deve essere dato alla persona senza essere tolto dalla confezione

21 **Quando il farmaco è in un flacone multidose, la quantità prescritta (una compressa, una capsula ecc.):**
☐ a deve essere recuperata direttamente dal flacone e successivamente messa nel contenitore da porgere alla persona
☐ b deve essere versata dal flacone sulla mano dell'operatore e successivamente messa nel contenitore da porgere alla persona
☐ c deve essere versata nel tappo del flacone e successivamente messa nel contenitore da porgere alla persona
☐ d tutte le azioni precedentemente descritte vanno bene

22 **Quando il farmaco è liquido, per dosarlo, è necessario rimuovere il tappo dal flacone, appoggiarlo capovolto sul piano di lavoro del carrello e versare la dose prescritta nel contenitore dedicato:**
☐ a tenendo saldamente in mano il flacone
☐ b tenendo l'etichetta del flacone contro il palmo della mano
☐ c tenendo il flacone al riparo dalla luce

23 **La somministrazione della terapia per via rettale richiede l'uso:**
☐ a dei guanti in PVC non sterile
☐ b dei guanti in PVC sterili
☐ c guanti in lattice sterile
☐ d guanti in lattice non sterile
☐ e guanti in gomma
☐ f non richiede l'uso dei guanti

24 **La posizione da far assumere alla persona, per la somministrazione della terapia per via rettale è quella laterale sul fianco destro con la gamba sinistra flessa.**
☐ Vero ☐ Falso

25 **Dopo l'introduzione della supposta nel canale rettale è opportuno invitare la persona a rimanere distesa per almeno:**
☐ a cinque minuti

☐ **b** dieci minuti
☐ **c** quindici minuti
☐ **d** venti minuti

26 **Prima della somministrazione della terapia per via oculare è opportuno invitare la persona ad assumere la posizione seduta o supina e a inclinare la testa leggermente in avanti.**
☐ Vero ☐ Falso

27 **Per instillare la dose di farmaco prescritta è necessario chiedere alla persona di guardare:**
☐ **a** verso l'alto
☐ **b** in avanti
☐ **c** verso il basso

28 **Completare il seguente enunciato.**
Durante la somministrazione della terapia per via oculare è importante evitare di toccare con l'applicatore le ciglia, le sopracciglia e il globo oculare per evitare di provocare lesione e per________
____

29 **La posizione idonea alla somministrazione dei farmaci per via nasale è:**
☐ **a** la posizione seduta o supina con la testa leggermente inclinata in avanti
☐ **b** la posizione seduta o supina con la testa leggermente inclinata all'indietro
☐ **c** la posizione supina o sul fianco con la testa leggermente inclinata in avanti
☐ **d** la posizione supina o sul fianco con la testa leggermente inclinata all'indietro

30 **Completare il seguente enunciato.**
Dopo la somministrazione del farmaco per via nasale, la persona deve essere invitata a mantenere la posizione assunta per una ________________________ di minuti per evitare la fuoriuscita del farmaco e facilitarne la distribuzione e l'assorbimento.

31 **Per la somministrazione della terapia per via auricolare è necessario preparare:**
☐ **a** farmaci
☐ **b** ________________________
☐ **c** schede di prescrizione dei farmaci
☐ **d** batuffoli di garza o di cotone
☐ **e** vassoio

32 **Per somministrare il farmaco attraverso la via auricolare, dopo aver invitato la persona ad assumere la posizione seduta o supina e a girare la testa di lato, è necessario tirare – con una mano – il padiglione auricolare:**
- ☐ **a** verso l'alto e in avanti
- ☐ **b** verso l'alto e indietro
- ☐ **c** verso il basso e in avanti
- ☐ **d** verso il basso e indietro

33 **I presidi necessari alla somministrazione di farmaci per via intramuscolare e sottocutanea sono sostanzialmente distinguibili in siringhe e aghi. Tali presidi:**
- ☐ **a** sono monouso
- ☐ **b** sono riutilizzabili
- ☐ **c** possono essere riutilizzabili

34 **Le siringhe, presidi di diversa capacità, sono costituite da due parti: cilindro e stantuffo.**
☐ Vero ☐ Falso

35 **Gli aghi, disponibili in diverse misure – lunghezza e diametro – sono costituiti da:**
- ☐ **a** due parti
- ☐ **b** tre parti
- ☐ **c** quattro parti
- ☐ **d** cinque parti

36 **Completare il seguente enunciato.**
La punta dell'ago è definita a "becco di clarino" perché ha sempre un angolo ____________________

37 **Completare il seguente enunciato.**
Prima di aspirare un farmaco da un flaconcino, dopo averne rimosso la protezione metallica e, se indicato dalle procedure in uso, pulirne la parte superiore con ____________________

38 **L'aspirazione del farmaco dal flaconcino è facilitata se si aspira nella siringa una quantità di aria e, successivamente la si inietta nel flaconcino stesso. La quantità di aria deve essere:**
- ☐ **a** inferiore alla quantità di farmaco da aspirare
- ☐ **b** pari alla quantità di farmaco da aspirare
- ☐ **c** superiore alla quantità di farmaco da aspirare

39 **La quantità di farmaco da somministrare deve essere aspirata facendo attenzione a non capovolgere il flaconcino.**
☐ Vero ☐ Falso

40 **Completare il seguente enunciato.**
Il collo della fiala deve essere rotto avvolgendolo in una garza sterile. Ciò protegge le mani dell'operatore dal contatto con eventuali frammenti di vetro e ______________________

41 **Completare il seguente enunciato.**
Durante l'aspirazione del farmaco dalla fiala è necessario evitare di toccare il fondo della medesima con l'ago perché __________
____

42 **Completare il seguente enunciato.**
Durante l'aspirazione dei farmaci – sia dal flaconcino, sia dalla fiala – il cono e lo stantuffo della siringa, l'asta, la punta e _______ __________________ dell'ago devono rimanere sterili.

43 **Le sedi indicate per la somministrazione di farmaci attraverso la via intramuscolare sono:**
- ☐ **a** tre
- ☐ **b** quattro
- ☐ **c** cinque
- ☐ **d** sei

44 **Completare il seguente enunciato.**
La sede ______________________ si identifica mettendo una mano sulla cresta iliaca per ricercare la spina iliaca posteriore superiore partendo dalla quale si traccia un'ipotetica linea fino al grande trocantere (testa del femore). Facendo passare da qui una linea orizzontale si individua con precisione la sede idonea all'effettuazione dell'iniezione intramuscolare.

45 **La sede del muscolo vasto laterale della coscia si identifica nel seguente modo: dopo aver posizionato il palmo della mano sul grande trocantere, si direziona il dito indice verso la spina iliaca anteriore superiore e si estende il dito medio verso il gluteo. La zona che si trova tra le due dita è da considerarsi idonea all'effettuazione dell'iniezione.**
☐ Vero ☐ Falso

46 **La sede del muscolo deltoide si trova circa 5-7 cm sotto la parte superiore della scapola, nella parte centrale della faccia laterale del braccio.**
☐ Vero ☐ Falso

47 **La disinfezione del sito di iniezione, prima della somministrazione del farmaco, deve essere effettuata:**

- ☐ **a** partendo dalla periferia della zona individuata e ruotando verso il centro della medesima
- ☐ **b** partendo dal basso della zona individuata ed eseguendo ripetuti movimenti verticali verso l'alto
- ☐ **c** partendo dal centro della zona individuata e ruotando verso la periferia della medesima
- ☐ **d** partendo dall'alto della zona individuata ed eseguendo ripetuti movimenti orizzontali verso il basso

48 **Nella somministrazione del farmaco attraverso la via intramuscolare l'ago deve essere inserito con un'angolazione di:**

- ☐ **a** 45 gradi
- ☐ **b** 60 gradi
- ☐ **c** 90 gradi

49 **Dopo l'inserimento dell'ago e prima dell'iniezione del farmaco:**

- ☐ **a** si deve sempre aspirare piano tirando indietro lo stantuffo
- ☐ **b** non si deve mai aspirare
- ☐ **c** si deve aspirare piano tirando indietro lo stantuffo solo se non si è sicuri di aver inserito l'ago nel muscolo

50 **Completare il seguente enunciato.**
Le sedi idonee alla somministrazione dei farmaci attraverso la via sottocutanea sono localizzate a livello del muscolo deltoide, della zona sovra e sotto scapolare, dei glutei, del quadrante superiore della coscia e ______________________

51 **Nella somministrazione del farmaco attraverso la via sottocutanea l'ago deve essere inserito con un'angolazione di:**

- ☐ **a** 45 gradi
- ☐ **b** 60 gradi
- ☐ **c** 45-90 gradi
- ☐ **d** 90 gradi
- ☐ **e** non è indicata nessuna angolazione

52 **Per l'esecuzione della terapia intramuscolare e sottocutanea è indicato l'uso dei guanti:**

- ☐ **a** in PVC non sterile
- ☐ **b** in PVC sterili
- ☐ **c** in lattice sterili
- ☐ **d** in lattice non sterili
- ☐ **e** non è indicato l'uso dei guanti

53 **Il lavaggio delle mani indicato prima e dopo la somministrazione della terapia intramuscolare e sottocutanea è quello antisettico.**

☐ Vero ☐ Falso

54 **Gli aghi utilizzati per l'esecuzione della terapia intramuscolare e sottocutanea devono essere smaltiti** (*due risposte*):

☐ **a** dopo essere stati reincapucciati
☐ **b** senza essere reincapucciati
☐ **c** dopo essere stati rimossi dalla siringa con le mani
☐ **d** senza essere rimossi dalla siringa con le mani

55 **Completare il seguente enunciato.**

Nel caso di contatto con sangue conseguente a taglio o a puntura, prima di effettuare un lavaggio antisettico delle mani, è necessario ______________________

Risposte

1 **Farmaco.**

2 **Falso**

I farmaci presenti sul mercato, oltre che di sintesi (che rappresentano la maggior parte dei preparati presenti sul mercato) possono essere anche di origine animale (ne sono un esempio i vaccini, l'insulina), vegetale (vi sono preparati il cui principio attivo – parte della sostanza che agisce sull'organismo – è di origine vegetale) e minerale (i sali minerali ne sono un esempio).

3 **Sulla causa.**

4 **Le sostanze aggiunte al principio attivo (eccipienti).**

5 **d**

6 **a4, b5, c8, d9, e10, f11, g7, h6, i3, j2, k1.**

7 **Azione.**

8 **Locale.**

9 **Entra nel circolo.**

10 **a2, b3, c1.**

11 **b**

12 **L'assorbimento.**

13 **Distribuzione.**

14 **Falso**

È nella fase del metabolismo che il farmaco – dopo aver "raggiunto e colpito" il suo specifico "bersaglio" – subisce trasformazioni chimiche finalizzate a renderlo facilmente allontanabile. Nella fase di eliminazione, invece, si concretizza l'eliminazione del farmaco dall'organismo attraverso la via renale, fecale e polmonare.

15 **Le scadenze.**

16 **La temperatura.**

17 b

La giusta persona, il giusto farmaco, la giusta dose, la giusta via, la giusta ora.

18 **Schede di prescrizione dei farmaci, contenitori per i farmaci.**

19 **Si riducono le possibilità di trasferire microrganismi dalle mani ai farmaci.**

20 b

Questa manovra consente di evitare la manipolazione del farmaco con le mani.

21 c

22 b

Questo accorgimento evita la possibilità di sporcare l'etichetta e cancellarne il contenuto.

23 d

24 **Falso**

La posizione corretta è quella laterale sul fianco sinistro con la gamba destra flessa. Questa posizione, date le caratteristiche anatomiche dell'intestino, facilita l'introduzione della supposta e ne rende difficoltosa la sua eventuale fuoriuscita.

25 c

Ciò facilita l'assorbimento della supposta e ne previene la fuoriuscita.

26 **Falso**

La persona deve essere invitata ad assumere la posizione seduta o supina e a inclinare la testa leggermente all'indietro. Questa posizione della testa facilita la somministrazione del farmaco attraverso la via oculare.

27 a

Lo sguardo verso l'alto facilita la protezione della cornea che in questo modo viene a trovarsi coperta dalla palpebra superiore.

28 **Prevenire la contaminazione del farmaco e dell'applicatore.**

29 b

Questa posizione della testa facilita la somministrazione del farmaco attraverso la via nasale.

30 **Decina**.

31 **Applicatore**.

32 b

Questa manovra consente di tendere il condotto uditivo esterno e facilita l'entrata del farmaco.

33 a

34 **Falso**

Oltre a cilindro e stantuffo, è parte della siringa anche il cono per l'attacco dell'ago.

35 b

Le parti che costituiscono l'ago sono: attaccatura o padiglione dell'ago; cannula dell'ago o asta; punta dell'ago.

36 **Obliquo**.

37 **Tampone e disinfettante**.

38 b

39 **Falso**

Il flaconcino deve essere capovolto. In questo modo, l'ago viene a contatto con la soluzione.

40 **Previene la contaminazione del preparato**.

41 **L'ago si può spuntare**.

42 **L'attaccatura**.

43 b

Le sedi indicate per la somministrazione di farmaci attraverso la via intramuscolare sono quattro: la sede dorso-gluteale; la sede ventro-gluteale; la sede del muscolo vasto laterale della coscia; la sede del muscolo deltoide.

44 **Dorso-gluteale**.

45 **Falso**

La sede del muscolo vasto laterale della coscia si trova in corrispondenza della parte centrale della zona antero-laterale della coscia. Quella descritta è l'identificazione della sede ventro-gluteale.

46 **Falso**

La sede del muscolo deltoide si trova circa 2,5-5 cm sotto la parte superiore della scapola, nella parte centrale della faccia laterale del braccio.

47 c

La manovra così condotta consente la pulizia della sede di iniezione dalla zona più pulita alla zona più sporca.

48 c

49 a

L'aspirazione deve essere sempre effettuata perché consente di verificare se è stato punto un vaso sanguigno e di evitare di iniettare il farmaco nel medesimo.

50 **Dell'addome**.

51 c

L'angolazione varia tra 45 e 90 gradi in relazione allo spessore del tessuto sottocutaneo.

52 e

Secondo le recenti indicazioni dell'OMS (2006), in assenza di rischio potenziale di esposizione a sangue e liquidi corporei o a un ambiente contaminato, per l'effettuazione di un'iniezione intramuscolare o sottocutanea i guanti non sono indicati. Tale indicazione non vale ovviamente se sono necessarie precauzioni da contatto.

53 **Falso**

Il lavaggio delle mani indicato prima e dopo la somministrazione della terapia intramuscolare e sottocutanea è quello sociale.

54 **b; d**

55 **Aumentare il sanguinamento**.

L'ESECUZIONE DEGLI ENTEROCLISMI

Nota. *Salvo diverse indicazioni, la risposta esatta per ciascun item è da considerarsi una sola.*

---

1 **L'ileo è una porzione di intestino che:**
- ☐ **a** fa parte dell'intestino tenue e si trova nella parte più alta dell'addome
- ☐ **b** fa parte dell'intestino crasso e si trova nella parte più bassa dell'addome
- ☐ **c** fa parte dell'intestino tenue e si trova nella parte più bassa dell'addome
- ☐ **d** fa parte dell'intestino crasso e si trova nella parte più alta dell'addome

2 **Completare il seguente enunciato.**
Il colon è la porzione principale dell'intestino ______________

3 **Completare il seguente enunciato.**
Il colon è suddiviso in ascendente, trasverso, discendente e ____ ______________

4 **La motilità è una funzione caratteristica di tutto l'intestino anche se va precisato che è più accentuata nell'intestino tenue.**
☐ Vero ☐ Falso

5 **Completare il seguente enunciato.**
Nell'intestino crasso viene secreto ______________ la cui funzione è quella di proteggerne le pareti dagli acidi della digestione e di lubrificare, per favorirne il movimento, il contenuto del colon.

6 **Completare il seguente enunciato.**
Attraverso i movimenti intestinali le feci formate vengono spin-

te ______________ il quale si distende per accoglierle. Ciò stimola le fibre nervose a esso afferenti che, attraverso meccanismi molto particolari, attivano il riflesso della defecazione al quale consegue l'eliminazione delle feci attraverso l'ano.

7 **L'enteroclisma è l'introduzione di una quantità:**
- ☐ **a** contenuta di liquido nell'intestino crasso
- ☐ **b** definita di liquido nell'intestino crasso
- ☐ **c** variabile di liquido nell'intestino crasso

8 **I tipi di enteroclismi sono diversi. Ciò che ne caratterizza la diversità è il tipo e la quantità di soluzione impiegata e lo scopo. In relazione a questo è possibile distinguere enteroclismi a grande e a piccolo volume. Negli enteroclismi a grande volume la quantità di liquido introdotta varia:**
- ☐ **a** da 500 a 750 ml
- ☐ **b** da 750 a 1000 ml
- ☐ **c** da 1000 a 1250 ml
- ☐ **d** da 1250 a 1500 ml

9 **Gli enteroclismi a piccolo volume sono preparati commerciali. La quantità di liquidi introdotta con i medesimi varia:**
- ☐ **a** da 50 a 150 ml
- ☐ **b** da 100 a 200 ml
- ☐ **c** da 150 a 250 ml
- ☐ **d** da 200 a 300 ml

10 **Per l'esecuzione dell'enteroclisma è indicato l'uso:**
- ☐ **a** dei guanti in lattice sterili
- ☐ **b** dei guanti in lattice non sterili
- ☐ **c** dei guanti in PVC non sterili
- ☐ **d** dei guanti in PVC sterili

11 **La posizione da far assumere alla persona per la somministrazione dell'enteroclisma è quella:**
- ☐ **a** laterale sul fianco destro con la gamba sinistra flessa
- ☐ **b** laterale sul fianco sinistro con la gamba destra flessa
- ☐ **c** prona
- ☐ **d** supina leggermente ruotata su un lato

12 **La sonda dell'enteroclisma deve essere introdotta dirigendone la punta:**
- ☐ **a** verso l'alto
- ☐ **b** verso il basso
- ☐ **c** verso l'ombelico

13 **Completare il seguente enunciato.**
La soluzione deve essere introdotta a temperatura ambiente per evitare la comparsa di ______________

14 **Completare il seguente enunciato.**
Al termine della somministrazione è indicato invitare la persona a trattenere la soluzione il ______________

15 **Il contenitore dell'enteroclisma:**

- ☐ **a** può essere smaltito in qualsiasi cestino
- ☐ **b** deve essere smaltito nel contenitore per la raccolta della plastica
- ☐ **c** deve essere smaltito nel contenitore per la raccolta dei rifiuti sanitari a rischio infettivo

Risposte

1 c

2 **Crasso**.

3 **Sigmoideo**.

4 **Falso**

La motilità è più accentuata nell'intestino crasso.

5 **Muco**.

6 **Nel retto**.

7 c

8 b

9 c

10 b

11 b

Questa posizione, a fronte delle caratteristiche anatomiche dell'intestino, facilita l'introduzione e la ritenzione della soluzione favorendo il raggiungimento del retto da parte della medesima.

12 c

Questa manovra consente di seguire la curvatura anatomica dell'intestino e conseguentemente di prevenire eventuali lesioni alla mucosa intestinale.

13 **Crampi addominali**.

14 **Più a lungo possibile**.

15 c

L'ESECUZIONE DI BAGNI TERAPEUTICI E L'APPLICAZIONE LOCALE DEL CALDO E DEL FREDDO

Nota. *Salvo diverse indicazioni, la risposta esatta per ciascun item è da considerarsi una sola.*

1 **I bagni terapeutici, in relazione alle loro caratteristiche possono essere distinti in diverse tipologie. Associare a ciascuna tipologia le relative caratteristiche (combinazione lettera-numero).**

Tipologia	Caratteristiche
a) impacchi	1. si effettuano per alleviare il dolore e gli spasmi muscolari
b) semicupi	2. si effettuano per ridurre la tensione muscolare e per abbassare la temperatura negli stati febbrili
c) bagni freddi	3. si effettuano per ridurre l'infiammazione dell'area perineale dopo interventi che interessano la medesima, per ridurre l'irritazione locale conseguente alla presenza di emorroidi dopo il parto
d) bagni caldi	4. si effettuano sia per la pulizia sia per promuovere la riduzione della tensione
e) bagni tiepidi	5. vengono utilizzati per ridurre irritazioni, dolore, gonfiore ecc. della cute

a) ________ ; b) ________ ; c) ________
d) ________ ; e) ________

2 **I bagni terapeutici sono bagni finalizzati al trattamento e alla soluzione di problematiche specifiche della cute e/o di condizioni particolari. Più concretamente, essi possono essere effettuati per:**

- ☐ **a** allontanare dalla cute i residui di pomate, creme, unguenti ecc. precedentemente applicati
- ☐ **b** ammorbidire "croste" per facilitarne la rimozione e l'allontanamento
- ☐ **c** ______________
- ☐ **d** favorire il rilassamento e ridurre la tensione
- ☐ **e** stimolare la circolazione sanguigna
- ☐ **f** ______________

3 **Per l'applicazione di un impacco caldo è necessario preparare:**

- ☐ **a** catino
- ☐ **b** soluzione calda
- ☐ **c** ______________
- ☐ **d** telo impermeabile
- ☐ **e** asciugamano

4 **Nell'impacco caldo, la temperatura della soluzione è in genere di circa:**

- ☐ **a** 35 °C
- ☐ **b** 37 °C
- ☐ **c** 40 °C
- ☐ **d** 42 °C

5 **Per mantenere la soluzione a temperatura costante per tutta la durata dell'applicazione si deve aggiungere altra soluzione calda ogni:**

- ☐ **a** 5-10 minuti
- ☐ **b** 10-15 minuti
- ☐ **c** 15-20 minuti

6 **La durata dell'applicazione dell'impacco caldo è solitamente di circa:**

- ☐ **a** 20 minuti
- ☐ **b** 30 minuti
- ☐ **c** 40 minuti
- ☐ **d** 50 minuti

7 **Nell'impacco caldo – umido (se non vi sono specifiche indicazioni) – la temperatura della soluzione deve essere:**

- ☐ **a** inferiore a 38 °C
- ☐ **b** superiore a 38 °C

☐ **c** inferiore a 40 °C
☐ **d** superiore 40 °C

8 **Completare il seguente enunciato.**
Prima di applicare l'impacco caldo – umido, se indicato dall'infermiere – si deve apporre uno strato leggero di vaselina sulla zona da trattare perché la medesima ______________

9 **Associare le temperature indicate alle relative tipologie di bagno caratteristiche (combinazione lettera-numero).**

Temperature	Tipologia di bagno
a) inferiore a 38 °C	1. bagno caldo
b) 38-40 °C	2. bagno freddo
c) 45-46 °C	3. bagno tiepido

a) _________ ; b) _________ ; c) _________

10 **Completare il seguente enunciato.**
Nel bagno freddo l'acqua non deve mai essere fredda perché l'acqua fredda dà luogo a ______________ e a un conseguente aumento della temperatura corporea.

11 **Completare il seguente enunciato.**
______________ è un bagno condotto a una temperatura che varia tra 40 e 45 °C e in posizione seduta.

12 **Completare il seguente enunciato.**
Durante l'esecuzione del semicupio il tronco e gli arti devono essere mantenuti coperti per ______________

13 **La durata del semicupio è in genere di:**
☐ **a** 10-15 minuti
☐ **b** 15-20 minuti
☐ **c** 20-25 minuti
☐ **d** 25-30 minuti

14 **Il calore applicato localmente produce una costrizione dei vasi sanguigni.**
☐ Vero ☐ Falso

15 **Completare il seguente enunciato.**
Il calore può essere applicato in forma umida e in forma ________

16 **Per l'applicazione di un impacco freddo è necessario preparare:**

- ☐ **a** ______________
- ☐ **b** ghiaccio o impacco di ghiaccio preconfezionato
- ☐ **c** asciugamano o telino

17 **La borsa del ghiaccio deve essere riempita per:**

- ☐ **a** circa un terzo
- ☐ **b** circa metà
- ☐ **c** circa due terzi

18 **Dopo aver riempito la borsa del ghiaccio l'aria in eccesso:**

- ☐ **a** non deve essere fatta fuoriuscire
- ☐ **b** deve essere fatta fuoriuscire
- ☐ **c** può essere fatta fuoriuscire

19 **La borsa del ghiaccio o l'impacco preconfezionato devono essere applicati direttamente sulla cute.**

☐ Vero ☐ Falso

20 **Il tempo di applicazione di un impacco freddo è di circa:**

- ☐ **a** 10 minuti
- ☐ **b** 20 minuti
- ☐ **c** 30 minuti
- ☐ **d** 40 minuti

Risposte

1 a5, b3, c2, d1, e4.

2 **Ridurre l'irritazione della cute, ridurre il prurito.**

3 **Termometro da bagno.**

4 c

La temperatura può però essere modificata in relazione alle caratteristiche della persona: anziano, adulto, bambino e alle sue condizioni cliniche.

5 a

6 a

7 c

8 **Protegge la cute.**

9 a2, b3, c1.

10 **Brivido.**

11 **Il semicupio.**

12 **Evitare la comparsa di brividi.**

13 c

14 **Falso**

Il calore applicato localmente produce una dilatazione dei vasi sanguigni dalla quale deriva un aumento: del flusso di sangue; dell'apporto di ossigeno; dell'apporto di sostanze nutritive; dell'apporto degli elementi cellulari (globuli bianche e anticorpi) di difesa dell'organismo; del metabolismo cellulare.

15 **Secca.**

16 **Borsa del ghiaccio**.

17 c

18 b

L'aria in eccesso, se non eliminata, funge da isolante e riduce la conduzione del freddo.

19 **Falso**

La borsa del ghiaccio o l'impacco preconfezionato devono essere applicati interponendo un asciugamano o un telo tra i medesimi e la cute. Il contatto diretto con il freddo può determinare intolleranza e lesioni della cute conseguenti all'importante costrizione dei vasi provocati dal medesimo.

20 c

L'APPLICAZIONE DI MEDICAZIONI E BENDAGGI SEMPLICI

Nota. *Salvo diverse indicazioni, la risposta esatta per ciascun item è da considerarsi una sola.*

1 **Completare il seguente enunciato.**
______________ sono applicazioni effettuate sulla cute interrotta nella sua continuità per ferita o altra lesione o non interrotta, ma a rischio di interruzione o di alterazione.

2 **Il rischio di interruzione così come l'interruzione vera e propria riguardano solamente la cute (epidermide e derma).**
☐ Vero ☐ Falso

3 **Completare il seguente enunciato.**
Le medicazioni, in relazione alle caratteristiche dell'area cutanea su cui vengono applicate sono riconosciute finalità diverse: protettiva, curativa, preventiva e ______________

4 **Sono medicazioni semplici (*due risposte*):**
- ☐ **a** le medicazioni protettive
- ☐ **b** le medicazioni di copertura
- ☐ **c** le medicazioni curative
- ☐ **d** le medicazioni preventive

5 **Per l'applicazione di una medicazione adesiva è necessario preparare:**
- ☐ **a** medicazione adesiva trasparente o non
- ☐ **b** soluzione detergente e/o disinfettante
- ☐ **c** ______________

6 **Completare il seguente enunciato.**
Dopo aver deterso, secondo le indicazioni dell'infermiere, la zona da medicare è necessario asciugare la cute perché se quest'ultima non è asciutta ______________

7 **Quando si esegue una medicazione è importante scoprire bene anche la zona circostante all'area da medicare.**
☐ Vero ☐ Falso

8 **Completetare il seguente enunciato.**
I bendaggi semplici sono applicazioni effettuate solitamente con finalità di ______________

9 **I bendaggi, in relazione allo scopo per cui vengono confezionati, possono essere diversamente distinti. Associare a ciascuna tipologia le relative caratteristiche (combinazione lettera-numero).**

Tipologia	Caratteristiche
a) bendaggi di contenzione b) bendaggi di compressione c) bendaggi di protezione	1. bendaggi che consentono di proteggere le ferite indipendentemente dall'origine delle medesime e che assicurano la permanenza in sede di una medicazione 2. bendaggi utilizzati per dare "stabilità" a segmenti corporei quali per esempio le articolazioni 3. bendaggi indicati quando è necessario contenere la formazione di ematomi, tamponare emorragie

a) ________ ; b) ________ ; c) ________

10 **Completare il seguente enunciato.**
I materiali utilizzabili per il confezionamento dei bendaggi si presentano solitamente in rotoli – di diverse dimensioni – e possono essere sia in tessuto naturale, sia in tessuto sintetico. Indipendentemente dalla natura del tessuto devono essere ipoallergici, porosi e ______________

11 **Completare il seguente enunciato.**
______________ è una caratteristica che consente di assicurare la "traspirazione" della cute.

12 **Completare il seguente enunciato.**
Per l'esecuzione di un bendaggio con avvolgimento circolare a spirale è necessario preparare bende a rotolo e ______________

13 **Per eseguire correttamente un bendaggio la benda deve essere tenuta:**
- ☐ **a** girata verso il basso
- ☐ **b** girata verso l'alto
- ☐ **c** é indifferente

14 **Se il bendaggio da effettuare è ad avvolgimento circolare la benda deve essere svolta in senso circolare e l'avvolgimento deve avvenire:**
- ☐ **a** dall'alto verso il basso mantenendo un angolo retto rispetto all'arto
- ☐ **b** in senso orizzontale
- ☐ **c** dal basso verso l'alto mantenendo un angolo retto rispetto all'arto

15 **Se il bendaggio da effettuare è ad avvolgimento a spirale l'avvolgimento deve avvenire dal basso verso l'alto e la benda deve essere svolta:**
- ☐ **a** in senso circolare
- ☐ **b** in senso obliquo
- ☐ **c** in senso orizzontale

Risposte

1 **Le medicazioni semplici.**

2 **Falso**

Il rischio di interruzione così come l'interruzione vera e propria possono riguardare sia la cute (epidermide e derma), sia i tessuti molli (tessuto sottocutaneo e muscoli).

3 **Di copertura.**

4 **b; d**

5 **Guanti in lattice.**

6 **La medicazione non aderisce bene e non rimane in sede.**

7 **Falso**

Quando si esegue una medicazione è importante scoprire solo la parte interessata. Il rispetto della privacy favorisce il rilassamento della persona e ne migliora la collaborazione.

8 **Sostegno.**

9 **a2, b3, c1.**

10 **Resistenti.**

11 **La porosità.**

12 **Cerotto.**

13 **b**

14 **c**

15 **b**

LA SOMMINISTRAZIONE DEI PASTI E DELLE DIETE

Nota. *Salvo diverse indicazioni, la risposta esatta per ciascun item è da considerarsi una sola.*

1 **Tra le raccomandazioni contenute nelle linee guida elaborate dall'Istituto Nazionale della Nutrizione vi è quella relativa alla necessità di mantenere il peso corporeo nei limiti. Il peso corporeo si mantiene entro i limiti stabiliti con:**

☐ **a** il contenimento dell'apporto energetico
☐ **b** ____________
☐ **c** il monitoraggio degli alimenti assunti
☐ **d** ____________

2 **Il sale di cui l'organismo necessita non è contenuto negli alimenti allo stato naturale.**

☐ Vero ☐ Falso

3 **Gli zuccheri se consumati in quantità eccessiva, a fronte del loro elevato apporto energetico migliorano la produzione di energia da parte dell'organismo.**

☐ Vero ☐ Falso

4 **L'assunzione corretta e adeguata di nutrienti si concretizza con la loro introduzione attraverso gli alimenti nel corso della giornata. Gli esperti della nutrizione sostengono la necessità di distribuire in maniera regolare ed equilibrata la quantità di alimenti corrispondenti al fabbisogno calorico dell'individuo. Nello specifico, suggeriscono di suddividere percentualmente le calorie totali in:**

☐ **a** tre pasti giornalieri
☐ **b** cinque pasti giornalieri
☐ **c** sei pasti giornalieri
☐ **d** otto pasti giornalieri

5 **La colazione deve rappresentare circa:**
- ☐ **a** il 5% delle calorie giornaliere
- ☐ **b** il 10% delle calorie giornaliere
- ☐ **c** il 15% delle calorie giornaliere
- ☐ **d** il 25% delle calorie giornaliere

6 **Il pranzo deve rappresentare circa:**
- ☐ **a** il 20% delle calorie giornaliere
- ☐ **b** il 25% delle calorie giornaliere
- ☐ **c** il 30% delle calorie giornaliere
- ☐ **d** il 35% delle calorie giornaliere

7 **La cena deve rappresentare circa:**
- ☐ **a** il 15% delle calorie giornaliere
- ☐ **b** il 20% delle calorie giornaliere
- ☐ **c** il 30% delle calorie giornaliere
- ☐ **d** il 35% delle calorie giornaliere

8 **Lo spuntino deve rappresentare circa:**
- ☐ **a** il 5% delle calorie giornaliere
- ☐ **b** il 10% delle calorie giornaliere
- ☐ **c** il 15% delle calorie giornaliere

9 **La merenda deve rappresentare il 10% circa delle calorie giornaliere.**

☐ Vero ☐ Falso

10 **Le condizioni patologiche possono imporre restrizioni dietetiche solamente in termini di quantità dei nutrienti.**

☐ Vero ☐ Falso

11 **Le diete definite dal dietista in relazione alle indicazioni cliniche del medico possono essere numerose e diverse. Associare quelle elencate alle relative caratteristiche (combinazione lettera-numero).**

Diete	Caratteristiche
a) ad alto contenuto proteico	1. composta da alimenti che lasciano poco residuo a livello del colon
b) ipercalorica	
c) ipocalorica	2. composta da alimenti a elevato contenuto proteico
d) liquida	
e) semiliquida	3. composta da alimenti a elevato contenuto calorico
f) a basso residuo	

►

4. composta da alimenti che forniscono un apporto calorico contenuto
5. composta da alimenti liquidi
6. composta da alimenti di consistenza morbida

a) ________ ; b) ________ ; c) ________
d) ________ ; e) ________ ; f) ________

12 **Completare il seguente enunciato.**
Le verdure cotte, i passati di verdura e i ____________ sono da considerarsi alimenti di consistenza morbida.

13 **La dieta a basso contenuto di lipidi è caratterizzata:**
- ☐ **a** da una riduzione dei lipidi, da un aumento dei carboidrati e da una riduzione delle proteine
- ☐ **b** da una riduzione dei lipidi, delle proteine e dei carboidrati
- ☐ **c** da una riduzione dei lipidi e da un aumento dei carboidrati e delle proteine
- ☐ **d** da un riduzione dei lipidi

14 **La dieta per diabetici è caratterizzata da:**
- ☐ **a** un'assunzione limitata di carboidrati
- ☐ **b** un'assunzione molto limitata di carboidrati
- ☐ **c** un'assunzione regolata di carboidrati, lipidi, proteine

15 **Nella dieta iposodica viene escluso dalla dieta solo il sale da cucina.**
☐ Vero ☐ Falso

16 **Completare il seguente enunciato.**
Durante l'aiuto alla persona nell'assunzione dei pasti è importante consentire alla medesima di scegliere la sequenza di assunzione dei cibi perché devono essere privilegiate tutte le azioni finalizzate a ______________________

17 **Completare il seguente enunciato.**
Con la persona che riprende ad alimentarsi dopo un periodo di digiuno e/o affetta da patologie che possono aver determinato alterazioni della funzione di deglutizione è opportuno evitare di parlare troppo perché ______________________

18 **Al termine del pasto, è importante mantenere la persona seduta per almeno:**

☐ **a** 15 minuti
☐ **b** 30 minuti
☐ **c** un'ora

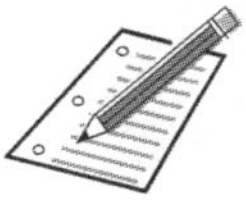

Risposte

1 **L'attività fisica continuativa e non saltuaria, la sostituzione degli alimenti molto energetici con quelli più ricchi di fibre.**

2 **Falso**

Il sale di cui l'organismo necessita è contenuto negli alimenti allo stato naturale. Per questo gli esperti della nutrizione suggeriscono di limitarne l'impiego sia per il condimento dei cibi, sia di limitare l'assunzione di alimenti conservati sotto sale, insaccati ecc.

3 **Falso**

Gli zuccheri se consumati in quantità eccessiva, a fronte del loro elevato apporto energetico favoriscono l'aumento del peso corporeo.

4 **b**

5 **d**

6 **d**

7 **c**

8 **a**

9 **Falso**

La merenda, come lo spuntino, deve rappresentare il 5% delle calorie giornaliere.

10 **Falso**

Numerose condizioni patologiche, gli interventi chirurgici – nella fase postoperatoria – impongono sovente restrizioni dietetiche sia in termini di quantità e qualità dei nutrienti, sia in relazione alla modalità di preparazione e confezionamento dei cibi.

11 **a2, b3, c4, d5, e6, f1.**

12 **Frullati in genere.**

13 c

14 c

15 **Falso**

Nella dieta iposodica vengono esclusi il sale da cucina, i salumi, i cibi conservati, i formaggi stagionati.

16 **Favorire l'autonomia della persona nell'assunzione del pasto.**

17 **Ha bisogno di concentrarsi sulla modalità di assunzione del cibo.**

18 b

L'ATTUAZIONE E IL MANTENIMENTO DELL'IGIENE DELLA PERSONA IN PARTICOLARI SITUAZIONI

Nota. *Salvo diverse indicazioni, la risposta esatta per ciascun item è da considerarsi una sola.*

1 **L'igiene accurata della zona perineale, nella persona portatrice di catetere vescicale a permanenza, concorre insieme ad altre misure alla prevenzione delle infezioni delle vie urinarie. Per effettuarla è necessario preparare:**

- ☐ a ____________________
- ☐ b bricco
- ☐ c padella (per i casi in cui l'igiene viene effettuata a letto)
- ☐ d ____________________
- ☐ e telo cerato
- ☐ f salviette monouso
- ☐ g asciugamano

2 **Completare il seguente enunciato.**
Nella prevenzione delle infezioni delle vie urinarie nella persona portatrice di catetere vescicale a permanenza, accanto all'igiene perineale assume importanza anche il corretto svuotamento della sacca della diuresi. Lo svuotamento della medesima se ben effettuato: consente di evitare la contaminazione ____
____

3 **Tra le azioni indispensabili alla prevenzione della contaminazione del rubinetto assume rilevante importanza il lavaggio delle mani accompagnato dall'uso dei guanti.**

☐ Vero ☐ Falso

4 **La sacca della diuresi deve sempre essere tenuta:**

- ☐ a al livello della vescica
- ☐ b al di sopra del livello della vescica
- ☐ c al di sotto del livello della vescica

5 **Completare il seguente enunciato.**
Il contatto della sacca con ______________________ deve sempre essere evitato.

6 **Completare il seguente enunciato.**
L'operatore deve sempre accertarsi che il contenitore utilizzato per lo svuotamento della sacca sia ______________________

7 **Completare il seguente enunciato.**
Durante l'operazione di svuotamento della sacca è importante evitare che il rubinetto venga a contatto con i bordi e/o le pareti del contenitore per ______________________

8 **Completare il seguente enunciato.**
Nella prevenzione delle infezioni della ferita chirurgica, la preparazione della cute ha un ruolo di rilevante importanza. Quest'ultima ha, infatti, come finalità quella di contenere il rischio di contaminazione nella fase operatoria e si realizza concretamente attraverso ______________________, la tricotomia (se necessaria) e la disinfezione della cute.

9 **Completare il seguente enunciato.**
Lo scopo della doccia (o bagno) preoperatoria – eseguita in genere la mattina prima dell'intervento – è quello di allontanare dalla cute sporco e residui, determinando in tal modo una riduzione della flora batterica ______________________ e facilitando conseguentemente, l'azione della soluzione antisettica nella disinfezione della cute immediatamente prima dell'intervento chirurgico.

10 **Per l'esecuzione della doccia preoperatoria nella persona autosufficiente è necessario preparare:**
- ☐ **a** soluzione antisettica
- ☐ **b** spugne monouso
- ☐ **c** teli o asciugamani puliti
- ☐ **d** ______________________
- ☐ **e** indumenti puliti

11 **Completare il seguente enunciato.**
La preparazione adeguata dell'ambiente in cui la persona effettua la doccia – verifica della pulizia dei sanitari, controllo del microclima ecc. – è molto importante perché consente di ______________________

12 **La doccia preoperatoria deve essere effettuata seguendo una sequenza precisa che prevede l'esecuzione della pulizia pro-**

cedendo dalla zona più pulita alla zona più sporca. Scegliere tra quelle elencate la sequenza corretta.

A	B	C	D
viso	tronco	capelli	viso
tronco	ascelle	viso	tronco
ombelico	ombelico	tronco	ombelico
ascelle	gambe	ascelle	ascelle
genitali	piedi	ombelico	gambe
capelli	genitali	gambe	piedi
gambe	capelli	piedi	genitali
piedi	viso	genitali	capelli

13 **Completare il seguente enunciato.**
Dopo la doccia preoperatoria la persona deve asciugarsi bene con asciugamani puliti e indossare biancheria pulita per evitare ______________________

Risposte

1 **Guanti in lattice, soluzione detergente.**

2 **Del rubinetto di scarico della medesima.**

Ciò consente di prevenire la conseguente risalita di microrganismi nel circuito di drenaggio delle urine prima e nelle vie urinarie poi.

3 **Vero**

4 **c**

5 **Il pavimento.**

6 **Pulito.**

7 **Evitare la contaminazione del medesimo.**

8 **L'igiene della cute.**

9 **Transitoria.**

10 **Biancheria da letto pulita.**

11 **Ridurre il rischio di contaminazione.**

12 **d**

13 **Di ricontaminare la cute.**

LA MOBILIZZAZIONE DELLE PERSONE NON AUTOSUFFICIENTI PER LA PREVENZIONE DELLE LESIONI DA COMPRESSIONE E DELLE ALTERAZIONI CUTANEE

Nota. *Salvo diverse indicazioni, la risposta esatta per ciascun item è da considerarsi una sola.*

1 **Completare il seguente enunciato.**
____________ sono lesioni la cui evoluzione porta a necrosi tessutale e che interessano tutti gli strati cutanei: cute, derma, sottocute e, particolarmente gravi, anche il tessuto muscolare e quello osseo.

2 **Le lesioni da compressione, in relazione al livello di interessamento dei tessuti vengono solitamente classificate in:**
- ☐ **a** tre stadi
- ☐ **b** quattro stadi
- ☐ **c** cinque stadi
- ☐ **d** sei stadi

3 **Associare gli stadi elencati alle relative caratteristiche (combinazione lettera-numero).**

Stadi	Caratteristiche
a) 1° stadio	1. epidermide, derma e sottocute non sono più "vitali" e spesso è constatabile la presenza di materiale purulento sul fondo della lesione
b) 2° stadio	2. la lesione interessa anche le fasce muscolari, articolari e sovente le strutture ossee
c) 3° stadio	3. la lesione interessa solo l'epidermide e la cute si presenta arrossata e a volte chiazzata. Vi può essere abrasione lieve e si possono formare "bolle"
d) 4° stadio	4. la lesione, oltre all' epidermide, interessa anche il derma. Solitamente entrambi non sono più vitali e vi è un iniziale interessamento del tessuto sottocutaneo

a) ________ ; b) ________ ; c) ________ ; d) ________

4 **Completare il seguente enunciato.**
Le persone da considerare a maggior rischio di sviluppare lesioni da compressione sono quelle con disturbi midollari, neurologici importanti, diabetiche, in coma, costrette a letto e ________ ________

5 **Le persone portatrici di apparecchi gessati non sono mai a rischio di sviluppare lesioni da compressione.**
☐ Vero ☐ Falso

6 **Completare il seguente enunciato.**
La prevenzione delle lesioni da compressione si realizza intervenendo sui fattori che ne favoriscono l'insorgenza e quindi sia sui fattori di carattere generale (disidratazione, deficit nutrizionali, ridotta mobilità ecc.) sia su quelli locali (pressione, forze di stiramento, attrito, aumento della temperatura). La mobilizzazione rientra tra le modalità di prevenzione e si riferisce sia al ________ sia ai trasferimenti della persona (posizionamento dal letto alla carrozzina, poltrona ecc.).

7 **Nel posizionamento e trasferimento della persona, l'operatore deve sempre considerare che il peso, non deve essere equamente distribuito sulle parti sottoposte a pressione.**
☐ Vero ☐ Falso

8 **La riduzione della pressione nelle zone sottoposte alla medesima si ottiene:**
☐ **a** riducendo la superficie di contatto tra il corpo e il supporto utilizzato
☐ **b** uniformando la superficie di contatto tra il corpo e il supporto utilizzato
☐ **c** aumentando la superficie di contatto tra il corpo e il supporto utilizzato

9 **Completare il seguente enunciato.**
Il tempo di compressione si riduce attraverso ________ ________

10 **L'applicazione delle forze di stiramento può derivare solo dai movimenti del letto e dai movimenti effettuati dalla persona.**
☐ Vero ☐ Falso

11 **La riduzione e il controllo delle forze di stiramento si possono realizzare utilizzando supporti adattabili al corpo della persona e posizionandola correttamente.**
☐ Vero ☐ Falso

12 **Completetare il seguente enunciato.**
La riduzione delle forze di stiramento si può ottenere anche ricoprendo il materasso, il cuscino o altro supporto con ______________________________

13 **L'attrito:**
- ☐ **a** può essere ridotto
- ☐ **b** non può essere ridotto
- ☐ **c** può essere ridotto ma in modo ininfluente

Risposte

1 **Le lesioni da compressione.**

2 **b**

3 **a3, b4, c1, d2.**

4 **Anziane.**

5 **Falso**

Può capitare, nei casi in cui l'apparecchio gessato deve essere portato a lungo, che il medesimo comprimendo le prominenze ossee determini l'insorgenza di lesioni.

6 **Posizionamento nel letto.**

7 **Falso**

Il peso deve essere equamente distribuito sulle parti sottoposte a pressione. Accanto a ciò, l'operatore non deve mai dimenticare che: la colonna deve essere allineata correttamente in tutte le posizioni fatte assumere alla persona; la testa deve essere sempre mantenuta in posizione confortevole; gli arti superiori devono essere liberi.

8 c

Ciò si ottiene attraverso l'utilizzo di ausili – materassi, sovramaterassi, cuscini – che stante le loro caratteristiche – fluidità dei materiali (acqua, gel, aria ecc.) – consentono di uniformare e diminuire le pressioni e un adattamento dei medesimi al corpo.

9 **Cambi regolari di posizione** al fine di consentire un costante cambiamento dei punti di appoggio.

10 **Falso**

L'applicazione delle forze di stiramento può derivare dai movimenti del letto, dai movimenti effettuati dalla persona e dai movimenti effettuati dagli operatori durante i posizionamenti e i trasferimenti.

11 **Vero**

12 **Fodera morbida e liscia**.

13 a

La riduzione dell'attrito si consegue: ricoprendo il materasso, il cuscino o altro supporto con una fodera morbida e liscia; posizionando correttamente la persona; utilizzando adeguate modalità di mobilizzazione; utilizzando film e medicazioni di protezione e sostanze lubrificanti.

LA RESPIRAZIONE ARTIFICIALE E IL MASSAGGIO CARDIACO ESTERNO (BLS - BASIC LIFE SUPPORT)

Nota. *Salvo diverse indicazioni, la risposta esatta per ciascun item è da considerarsi una sola.*

1 **Il supporto di base alle funzioni vitali, in altri termini la rianimazione cardiopolmonare si rende necessario nelle situazioni in cui la persona:**
- ☐ **a** è incosciente, non respira, ha attività cardiaca
- ☐ **b** è cosciente, non respira, ha attività cardiaca
- ☐ **c** è incosciente, non respira, non ha attività cardiaca
- ☐ **d** è cosciente, respira, non ha attività cardiaca
- ☐ **e** è incosciente, respira non ha attività cardiaca

2 **La rianimazione cardiopolmonare è:**
- ☐ **a** il primo anello della catena della sopravvivenza
- ☐ **b** il secondo anello della catena della sopravvivenza
- ☐ **c** il terzo anello della catena della sopravvivenza
- ☐ **d** il quarto anello della catena della sopravvivenza

3 **Le attività di supporto di base alle funzioni vitali (rianimazione cardiopolmonare) si realizzano secondo le linee guida formulate dall'Italian Resuscitation Council (IRC) con una sequenza di azioni - precorse, sempre, da una fase di valutazione - sintetizzabili in una sigla:**
- ☐ **a** ABC
- ☐ **b** BCA
- ☐ **c** CBA

4 **A sta per:**
- ☐ **a** pervietà delle vie aeree
- ☐ **b** massaggio cardiaco
- ☐ **c** respirazione artificiale

5 **Completare il seguente enunciato.**
Prima di iniziare qualsiasi tipo di manovra è fondamentale procedere alla valutazione ______________

6 **L'assenza, la presenza, il livello di coscienza sono valutabili esclusivamente attraverso la chiamata a voce alta della persona infortunata.**
☐ Vero ☐ Falso

7 **Completare il seguente enunciato.**
La valutazione della pervietà delle vie aeree (A) assume prioritaria importanza in quanto, nella persona priva di coscienza, il rilassamento che caratterizza questo stato determina una caduta all'indietro della lingua e la conseguente ostruzione delle prime vie aeree da parte della medesima. Le manovre da attuare per ottenere e mantenere la pervietà delle vie aeree sono: il sollevamento del mento, ______________ e il controllo visivo della pervietà.

8 **Completare il seguente enunciato.**
Il controllo visivo della pervietà delle vie aeree è finalizzato e verificare ______________

9 **Per valutare la presenza di attività respiratoria (B) l'operatore, mantenendo la testa della persona in iperestensione, deve avvicinare la guancia (abbassandosi) al naso e alla bocca della persona in stato di incoscienza e:**
☐ **a** guardare se il torace della persona si alza e si abbassa ritmicamente, ascoltare la presenza di rumori respiratori
☐ **b** guardare se il torace della persona si alza e si abbassa ritmicamente, sentire il passaggio dell'aria durante gli atti respiratori
☐ **c** ascoltare la presenza di rumori respiratori, sentire il passaggio dell'aria durante gli atti respiratori
☐ **d** guardare se il torace della persona si alza e si abbassa ritmicamente, ascoltare la presenza di rumori respiratori, sentire il passaggio dell'aria durante gli atti respiratori

10 **La manovra GAS (guardare, ascoltare, sentire) finalizzata alla valutazione della presenza di attività respiratoria deve protrarsi per:**
☐ **a** 5 secondi
☐ **b** 10 secondi
☐ **c** 15 secondi
☐ **d** 20 secondi

- ☐ **e** 25 secondi
- ☐ **f** 30 secondi

11 **La valutazione della presenza di attività circolatoria (C) si effettua ricercando la presenza:**

- ☐ **a** del polso radiale
- ☐ **b** del polso carotideo
- ☐ **c** del polso femorale

12 **Completare il seguente enunciato.**
La mancanza di attività cardio-circolatoria rende immediatamente necessaria l'attivazione della sequenza del massaggio cardiaco esterno che prevede la ricerca del punto di compressione, ______________________________ la compressione toracica.

13 **Per effettuare le compressioni toraciche:**

- ☐ **a** si localizza prima il punto di compressione ponendo due dita al di sopra del punto di unione fra lo sterno e l'ultima costa
- ☐ **b** si posizionano entrambe le mani sulla parte bassa dello sterno
- ☐ **c** si posiziona prima una mano e dopo l'altra sulla parte bassa dello sterno
- ☐ **d** si pone la parte prossimale del palmo di una mano al centro del torace facendo attenzione a non appoggiarla sullo sterno e non sulle coste e poi si sovrappone l'altra mano alla prima

Risposte

1 c

2 b

Il primo anello della catena della sopravvivenza è rappresentato dall'accesso precoce al servizio di emergenza. Il terzo e il quarto, rispettivamente dalla defibrillazione precoce e dall'intervento precoce del supporto vitale avanzato.

3 a

4 a

5 **Dello stato di coscienza**.

6 **Falso**

L'assenza, la presenza, il livello di coscienza sono valutabili attraverso la chiamata a voce alta e lo scuotimento delle spalle leggero e delicato della persona infortunata.

7 **La spinta all'indietro della testa**.

8 **L'eventuale presenza di corpi estranei**.

9 d

10 b

11 b

12 **Il posizionamento corretto di mani, braccia e spalle dell'operatore**. Affinché la compressione risulti efficace, le mani devono essere mantenute sul punto di compressione e le braccia e le spalle, verticalmente all'area da comprimere.

13 d

b e c sono errate; a faceva riferimento alle precedenti versioni delle Linee Guida IRC. L'ultima versione è del 2005.

BIBLIOGRAFIA

Baldo S., Morello A., Morini C., *QUOSS – Il primo soccorso,* Milano, McGraw-Hill, 2003.

Calosso A., Bellingeri A., *QUOSS – La prevenzione delle lesioni da compressione, elementi di base,* Milano, McGraw-Hill, 2002.

Cantadori E., *QUOSS – La persona disabile, Dalla diagnosi all'intervento operativo,* Milano, McGraw-Hill, 2002.

Cattaneo M., Zanini M.P., *QUOSS – Il processo di sterilizzazione,* Milano, McGraw-Hill, 2002.

Cunico L., *QUOSS – La comunicazione nell'assistenza al paziente,* Milano, McGraw-Hill, 2002.

Cunico L., *QUOSS – L'assistenza al paziente con problemi psichici,* Milano, McGraw-Hill, 2002.

Giuliari C., Bertoldi A., *QUOSS – La sicurezza sul luogo di lavoro,* Milano, McGraw-Hill, 2001.

Gozzini S., Conti S., *QUOSS – Principi di nutrizione e assistenza all'alimentazione,* Milano, McGraw-Hill, 2003.

Maioli S., *QUOSS – L'assistenza all'anziano,* Milano, McGraw-Hill, 2002.

Peroni A., *QUOSS – Etica e deontologia,* Milano, McGraw-Hill, 2002.

Sandrini M., *QUOSS – Mobilizzazione e trasporto,* Milano, McGraw-Hill, 2002.

Tinto C, Veronese G., *QUOSS – L'OSS nel servizio di integrazione scolastica,* Milano, McGraw-Hill, 2003.

Vallicella F., *QUOSS – Il rapporto di lavoro,* Milano, McGraw-Hill, 2001.

Vanzetta M., Vallicella F., *L'operatore socio-sanitario, Manuale per la formazione,* 4ª edizione, Milano, McGraw-Hill, 2008.

Vanzetta M., *QUOSS – Igiene e cura della persona,* Milano, McGraw-Hill, 2002.

Vanzetta M., *L'operatore socio-sanitario con formazione complementare in assistenza sanitaria,* Milano, McGraw-Hill, 2003.

Zanini M.P., Cattaneo M., *QUOSS – La sanificazione nelle strutture sanitarie,* Milano, McGraw-Hill, 2001.